医者にも薬にも頼らない

和の暮らし

二十四節気に合わせ心と体を美しく整える

村上百代
漢方薬・生薬認定薬剤師

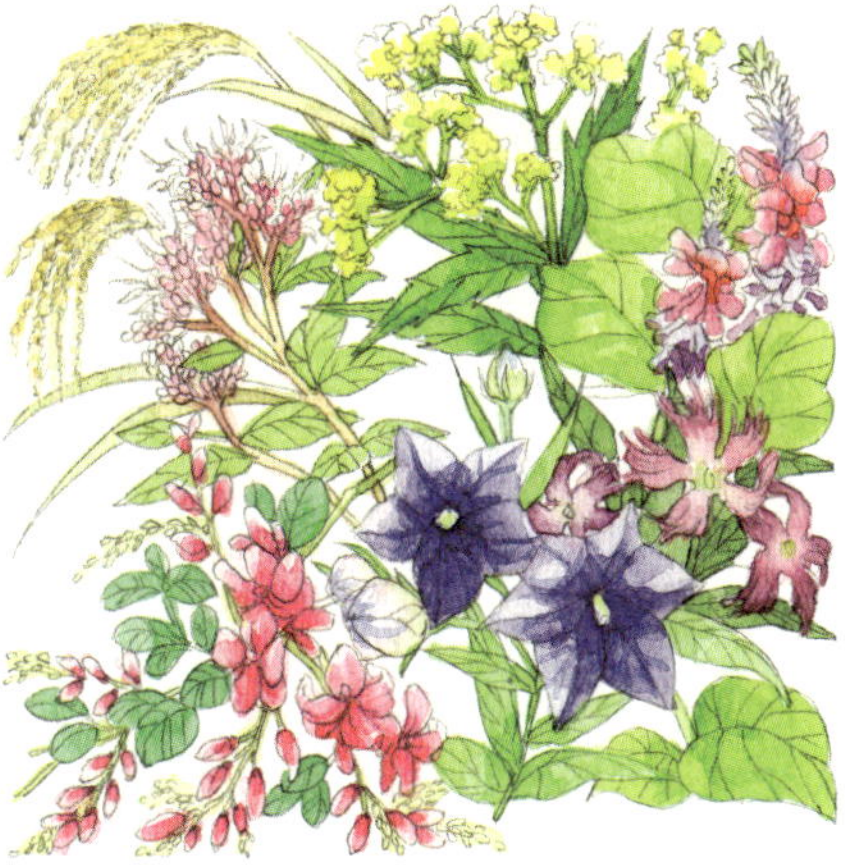

ダイヤモンド社

はじめに

日本は四季の移り変わりが鮮やかな国です。先人たちはこの四季を存分に楽しみ、季節に寄り添って生きることで、身も心も健やかに暮らしてきました。

旧暦を用いていた頃の日本では、月の形を見て様々な祭事を行い、併せて太陽の動きを見、二十四節気を併用することで、より季節の趣(おもむき)を堪能してきたのです。二十四節気とは四季をさらに細かく、各季節を六つに分けたものです。そしてその二十四節気に従って、農作業を行い、日常生活を送り、食を摂ったのです。

現代の暦では1月5日頃から始まる二十四節気の「小寒」は真冬の到来を告げます。現在でも本格的な寒さの始まりとして「寒の入り」と称されます。この後、1月20日頃から始まる「大寒」

は最も寒さの厳しい季節です。二十四節気はまさに日本の気候をわかりやすく示した言葉なのです。

昨今、日本古来の生活様式が見直されつつあります。自然を感じ、自然を味わう、この昔ながらの知恵を学ぶことで、私たちはより心豊かで健康に人生を過ごすことができるのです。

西洋医学の進歩はめざましいものです。１００年前には不治の病とされたものの多くが、現代の医療では治せるようになりました。しかし近年の生活様式の変化によって、人間本来が持っている自然治癒の力を奪ってしまっていることも事実でしょう。

今こそ、人間の体を機械のようなパーツの寄せ集めとして探究する西洋医学ではなく、自然の摂理に沿って体を整える東洋医学や漢方を見直すべきときではないでしょうか。

東洋医学では太陽や月の動き、季節に合わせ生活するのが最高の健康法と考えます。そこで春夏秋冬に合わせた養生法を行うのです。

人間の一生も春夏秋冬に置き換えることができます。永遠に春を謳歌することはできません。しかし、いくら年若くても家に引きこもって、自然に接しなければ人間らしい生活とはいえないでしょう。一方、老年であっても瑞々しく魅力的な方々もたくさんいらっしゃいます。秋には秋の豊潤が、冬には冬の凛(りん)とした美しさがあるのです。

人として生まれてきたからには、この人生の四季すべてを味わいつくして充実した一生を送りたいものです。

本書では、二十四節気、それぞれの時期にどのようなことを心がけ、体調管理をし、どんな食事を摂ったらよいかを具体的に紹介していきます。

医者にも薬にも頼らずに、自然の流れに沿って心と体を美しく整え、真に豊かな暮らしを大いに楽しみましょう。

第二部

二十四節気に合わせ心と体を美しく整える

第一部
日本の四季にそった
健やかな暮らし

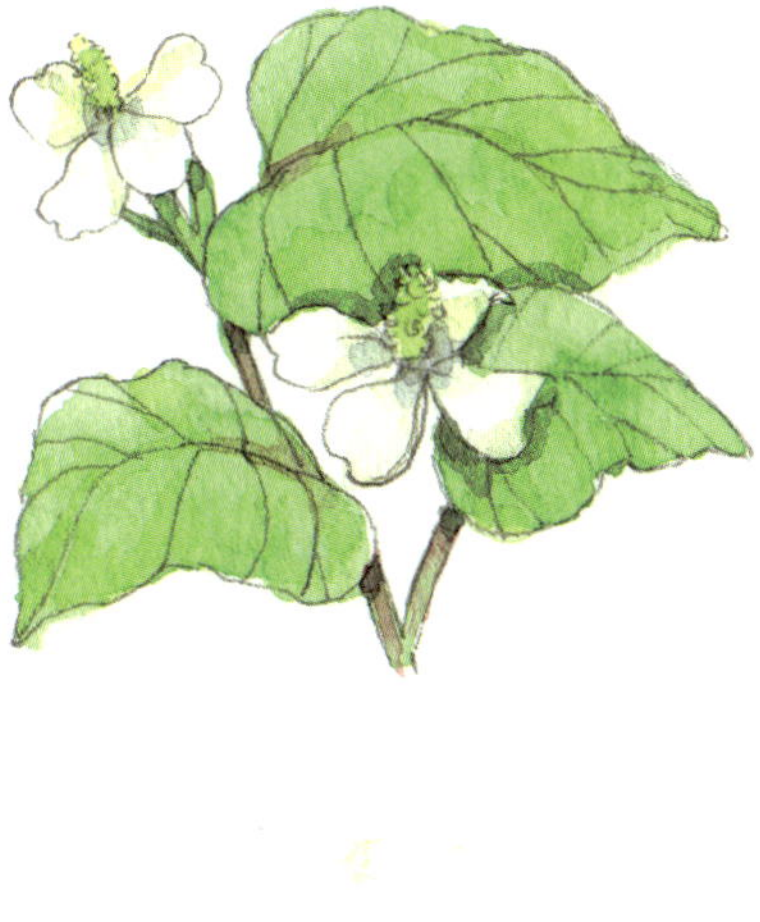

自然の流れにそって健やかに美しく生きる

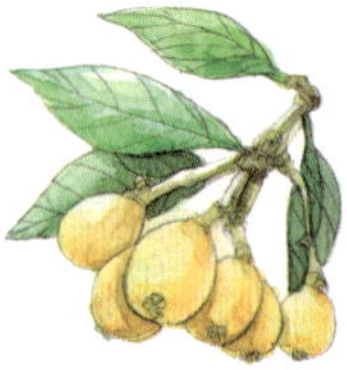

東洋医学では、自然に逆らうことなく生きるのが最高の健康法とされます。自然界には、太陽と月があり、春夏秋冬という四季があります。この大自然の流れに沿って生活することで、体の気を整えることができるのです。

日本に住んでいる私たちにとっては、日本独特の季節の移り変わり、人と人の繋がり、しきたりなど、この地で生まれた生活様式を大切にすることが健康につながります。

東洋医学の基本を知り、二十四節気ごとの生活様式や食材・漢方を学ぶことで、より健康で美しく暮らすことができます。

東洋哲学では物事すべては陰と陽からなるという「陰陽思想」が基本的な考え方です。天の陽気と地の陰気が交わり、その動きのなかで宇宙は万物を生み出します。自然界のあらゆる要素を含んで生じたのが生物であり、私たち人間なのです。したがって私たちの体もまた、自然界と同じ法則によって生まれ、活動しているのです。

人体は小自然（小宇宙）とも言われます。自然界の秩序はそのまま人体の秩序につながり、大自然と人体とは全体として統一された存在であり、その調和が乱れた時に病気になるのです。

地軸の傾きで春夏秋冬が生まれ、人体にも生老病死が、物事にも起承転結がおこります。

太陽は東から昇り、西に沈みます。方角は東西南北と四方向ですが、中心を入れると、五行が生まれます。「五行思想」というのは「陰陽思想」と同様に世の中すべてのものを五つに分けるという考え方です。五行の「生長化収蔵」は、生まれ、生長し、変化して、収穫し、種となって次の芽生えを待つ、ということを示します。この「陰陽思想」と「五行思想」が組み合わされ「陰陽五行思想」が生まれました。五行は、四季も表します。「春夏秋冬」の間に真ん中である「土用」を加えます。

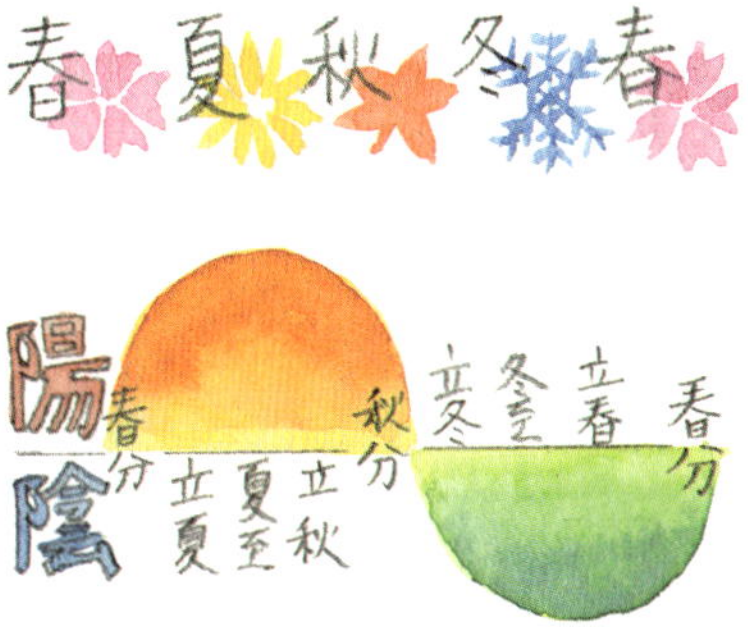

一年は立春から始まります。人の一生で考えると誕生の時です。春分は13歳ごろの思春期、やがて立夏をむかえ、生長していきます。夏至のころは働き盛りの40歳、秋分のころに60歳の還暦をむかえ、立冬で75歳後期高齢者、88歳ごろに冬至、次の立春を迎えられたら１００歳になります。

東洋医学の基本古典医学書『黄帝内経』には四季の養生法が書

かれています。

ここで各季節の基本的な養生法を簡単に紹介しておきましょう。

春は発陳（はっちん）といい、冬の間隠れていたものすべてが、芽をだし活動的になり始める時です。これは一年を通して言えることですが、日の入りとともに寝て日の出とともに起きることが健康につながります。心身ともにのびのびと活動的な気持ちで動くことがよく、この春の気に逆らって静かに沈んだ状態でいると病んでしまいます。

夏は蕃秀（ばんしゅう）といい、草木が成長し、万物が茂り、花咲き乱れ、陽気が最高潮に達する時期です。夏は日中が長いので起きているべき時間も長くなりますが、怠けていてはいけません。暑くても体を動かして1日1回は発汗するように心がけましょう。もし陽気を発散しないと体内に熱がこもって病気になってしまいます。

秋は容平（ようへい）といい、万物が実を結ぶ時です。すべてが引き締まり収納される時期で、陽気も体内深く収納されます。あれもこれもやろうと手を広げ過ぎると陽気を発散して体が弱り、冬に体調

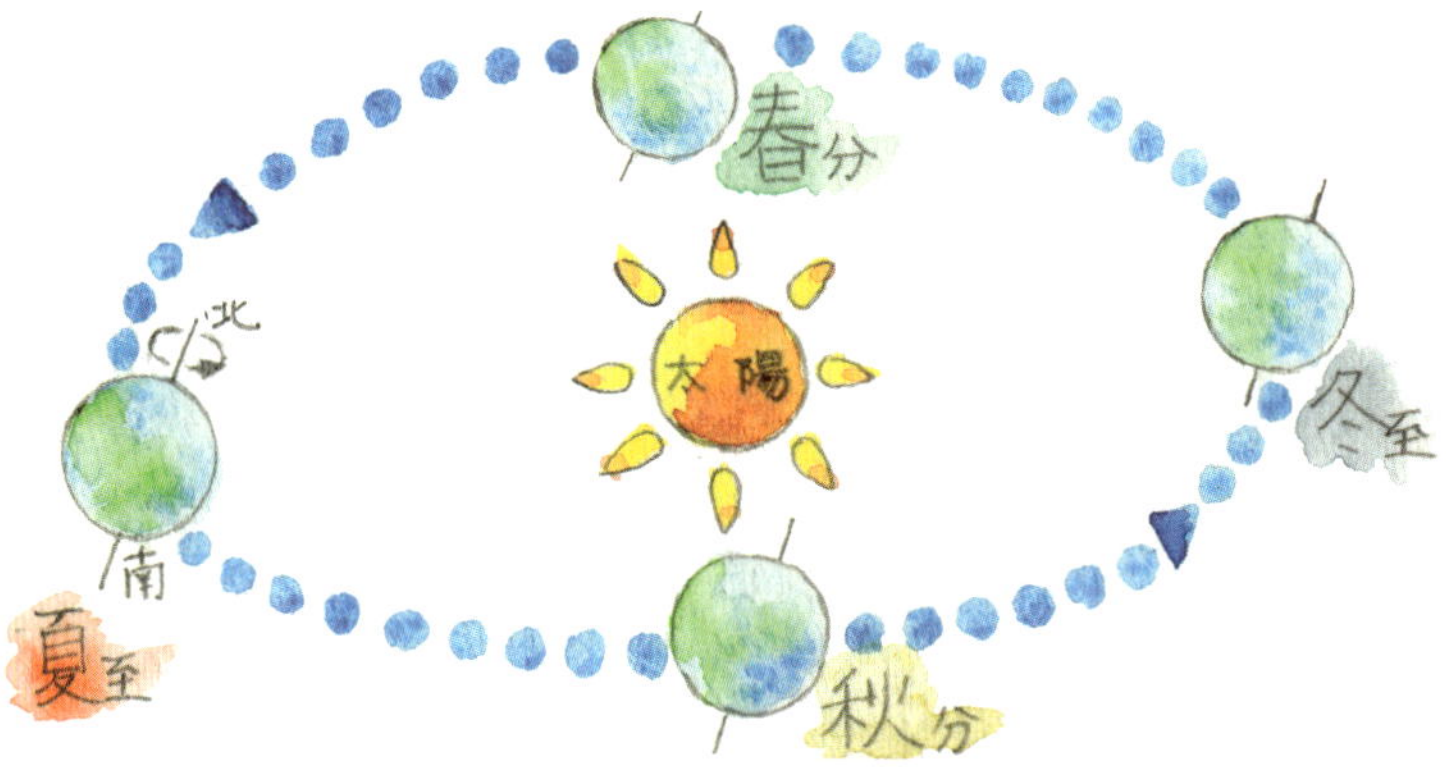

を崩してしまいます。

冬は閉蔵（へいぞう）といい、万物が静かに沈み消極的になる時です。すべてが収納され貯蔵されておく時期なので、決して発散してはいけません。心身ともに活動は控えましょう。この時期に発汗したり、酒を飲んで一時的に陽気を多くすると、その反動で体を壊します。

『黄帝内経』には、人間は自然の気を受けて生きているので、季節の働きに合わせた生活を守ることが大切であると記されています。自然の働きには陰陽の別があります。体も陰陽の気をバランスよく保つ必要があります。その陰陽の気は季節に合わせて多くなったり、少なくなったりします。この一定のバランスが崩れた時に病気になります。ですから自然に調和して生活することが長寿の秘訣となるわけです。

二十四節気とはなにか

暦（こよみ）というものはおもに５つに分類することができます。

①太陰暦は、新月から満月を経て新月まで（29・53日）を１ヶ月とし、１年が３５４日となります。

②太陽暦は、地球が太陽を１周する３６５・２４２２日を基とします。今日の世界の標準的暦とされるグレゴリオ暦は太陽暦です。

③太陰太陽暦は、太陰暦と太陽暦を調和させたもので、一定期間の閏（うるう）月を設けてそれを調整する暦です。

④自然暦は、気象や動植物の変化などを基にしたものです。たとえば、ある樹の開花で春を知り、残雪をみて種まきや農耕の時期を知るといった方法です。

⑤その他の暦は、太陽や月と関係なく、人為的に決められた暦で、たとえばマヤ文明の宗教暦は１年が２６０日。インドネシア・バリ島のウク暦の１年は２１０日です。

日本では、明治６年（１８７３）から使用している太陽暦を「新暦」、それ以前の太陰太陽暦を「旧

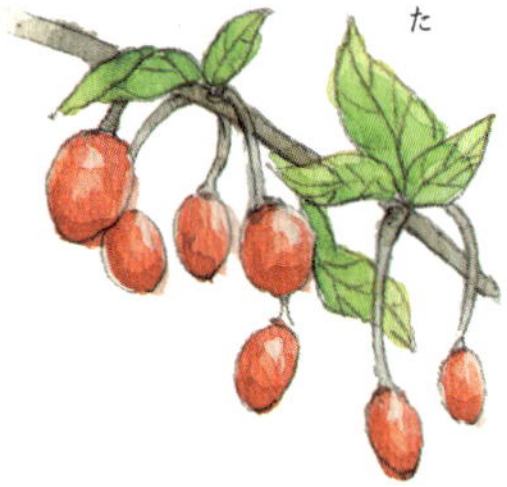

暦」と呼んでいます。

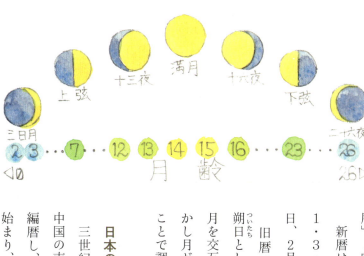

新暦は、1年が365日で、4年に一度の閏年には366日、1・3・5・7・8・10・12月が31日、4・6・9・11月が30日、2月は28日で、閏年を29日にすることで全体を調整します。

旧暦は、太陽・月・地球が一直線に並ぶときを朔(さく)といい、朔日(ついたち)とします。朔から朔の間は29・53日なので、30日と29日の月を交互にすれば、1年12ヶ月は354日前後になります。しかし月がずれてしまうため、33・4ヶ月に一回の閏月を設けることで調整します。

日本の暦の変遷と二十四節気

三世紀ごろはまだ自然暦の時代でしたが、『日本書紀』には中国の南朝の「元嘉暦(げんかれき)」のことが記されています。聖徳太子が編暦し、遣唐使によってもたらされたさまざまな暦の併用が始まり、「宣明暦(せんみょうれき)」が江戸時代初期まで使われました。その後、渋川春海(しぶかわはるみ)が日本の観測に基づいた「貞享暦(じょうきょうれき)」を作り、三度改暦して太陰太陽暦としては最も正確な「天保暦(てんぽうれき)」となりました。

これは明治6年から太陽暦が公になってからも、「旧暦」として民間で用いられました。旧暦の日付は毎年季節より11日ずつ先に進み、ほぼ3年目に閏月がありそこで20日遅くなります。しかし、それでは暦の日付が実際の季節感とずれてしまいます。とくに農作業においては致命的な問題となります。

そこで正しい季節を教える目安になる二十四節気を併用して用いたのです。二十四節気は古代中国で作られたもので、冬至から冬至を24に等分し、一節気の長さを15・22日とするので、毎年季節と一致してずれることはありません。

旧暦の再評価

日本では旧暦が1500年もの間使用されていたため、この暦が生活様式に根付いています。月の形をみると何日かわかるし、潮の干満の大小で時間がわかるわけです。十三夜の観月会のように旧暦の日が基準になって行われる祭事も多くあります。

また、月の満ち欠けによって微妙に心理状態が変化するとも言われます。私たちは月のリズムに動かされて生活しているのです。

旧暦は地域社会のつながりにも貢献しています。女性層中心に三日月に向かって手を合わせる三日月信仰が行われ、朏(みかづき)神社という名前の神社が関東以北には8か所以上あります。下弦の月の二十三夜の夜は月待行事の中でも最も盛んなものでした。江戸時代には十三夜と十五夜と二十六夜待ちという三回の月見がありました。出る月を待って皆で飲んだり食べたりして、夜を楽しんだのです。

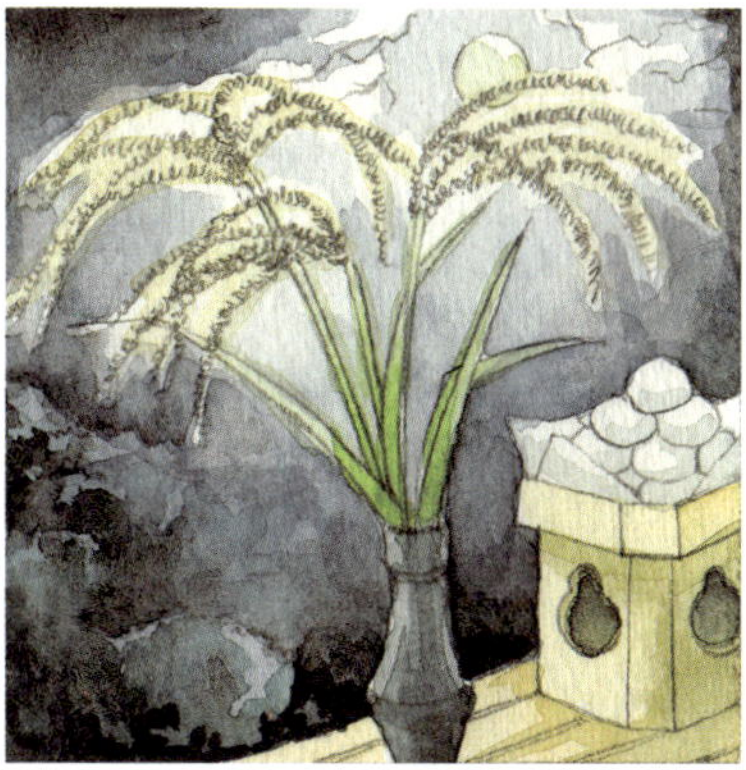

日本は古来「待ちの文化」を持っていました。満月を過ぎ、出るまでに時間がかかる月を仲間同士で集いながら気長に待ったのです。自然の声やリズムを再確認し、希薄になった人間関係を構築するためにも、旧暦をもう一度見直す時ではないでしょうか。

二十四節気と七十二候

前に述べたように旧暦は毎年季節が11日先に進んでしまうため、日付だけでは一年のうちのどの季節かを正確に示すことができません。そこで正しい季節を数える目安になるのが、二十四節気です。正月に当たる立春（現代の暦では2月4日頃）から始め奇数番目を節（気）、偶数番目を中（気）と呼びます。季節がずれることはないので、農作業などの目安として用いるのに優れています。各節には次のような概念的な名称がついています。

春……立春（春の始まり）、雨水（積もった雪が溶けて水になる）、啓蟄（虫がはい始める）、春分（昼夜ほぼ同時間）、清明（草木が芽生える）、穀雨（春雨が降る）

夏……立夏（夏の始まり）、小満（草木が茂る）、芒種（麦が実る）、夏至（昼が一番長く、夜が一番短くなる）、小暑（梅雨明け）、大暑（最も暑い）

秋……立秋（秋の始まり）、処暑（暑さがとまる）、白露（葉に露が結ばれる）、秋分（昼夜同時間）、寒露（寒さがつのる）、霜降（霜が降りる）

冬……立冬（冬の始まり）、小雪（雪がみえる）、大雪（雪が降る）、冬至（昼が一番短く、夜が一番長くなる）、小寒（寒さがピークに向かう）、大寒（最も寒い）

このように二十四の季節に分かれます。二十四節気は紀元前７７０年頃、春秋戦国時代前期の中国華北地方（黄河中・下流域）において、自然暦的な伝承や陰陽五行説の思想が含まれて生まれたものです。春夏秋冬の間に土用という概念を用いるなど、五行の思想と深く結びついています。

さらに七十二候は、二十四節気をさらに三等分して、ほぼ5日ごとの気象・自然・動物・植物などの変化を具体的に表し、日常生活の目安にしたものです。

春は、立春（東風解凍・黄鶯睍睆・魚上氷）、雨水（土脉潤起・霞始靆・草木萌動）、啓蟄（蟄虫啓戸・桃始笑・菜虫化蝶）、春分（雀始巣・桜始開・雷乃発声）、清明（玄鳥至・鴻雁北・虹始見）、穀雨（葭始生・霜止出苗・牡丹華）の18候で構成されます。

夏は、立夏（蛙始鳴・蚯蚓出・竹笋生）、小満（蚕起食桑・紅花栄・麦秋至）、芒種（蟷螂生・腐草為螢・梅子黄）、夏至（乃東枯・菖蒲華・半夏生）、小暑（温風至・蓮始開・鷹乃学習）、大暑（桐始結花・土潤溽暑・大雨時行）の18候で構成されます。

秋は、立秋（涼風至・寒蝉鳴・蒙霧升降）、処暑（綿柎開・天地始粛・禾乃登）、白露（草露白・鶺鴒鳴・玄鳥去）、秋分（雷乃収声・蟄虫坏戸・水始涸）、寒露（鴻雁来・菊花開・蟋蟀在戸）、霜降（霜始降花・霎時施・楓蔦黄）の18候で構成されます。

冬は、立冬（山茶始開・地始凍・金盞香）、小雪（虹蔵不見・朔風払葉・橘始黄）、大雪（閉塞成冬・熊蟄穴・鱖魚群）、冬至（乃東生・麋角解・雪下出麦）、小寒（芹乃栄・

水泉動・雉始雊）、大寒（款冬華・水沢腹堅・鶏始乳）の18候で構成されます。

七十二候を用いると、あまりに細かくなりすぎ、また5日ごとに生活様式を変えるのでは慌ただし過ぎるので、本書では二十四節気を基準にして、それぞれの季節にどのような生活を送れば、自然の理にかなった健康体を保てるのかを紹介していきます。

東洋思想を生活に取り入れる

東洋医学を理解するためにはその根本の思想である、陰陽五行を知っておく必要があります。前に簡単に紹介しましたが、もう少し理解を深めておきましょう。

「陰陽五行学説」とは、中国の殷（いん）（紀元前17～11世紀）の時代に自然界の摂理として考えられた「陰陽学」と「五行学」の双方を統合化した思想です。

「陰陽学」は簡単に言うと、世の中を「陰」と「陽」の二つに分けてしまう考え方です。

「男と女」「昼と夜」「明と暗」これらは、善悪では分けられません。明るい昼が良くて暗い夜が悪いわけではなく、二つがあってこの世が成り立ちます。食物も陰陽に分けられますが、陰性の食物が体に悪いわけではありません。陰があっての陽なので両方が必要です。

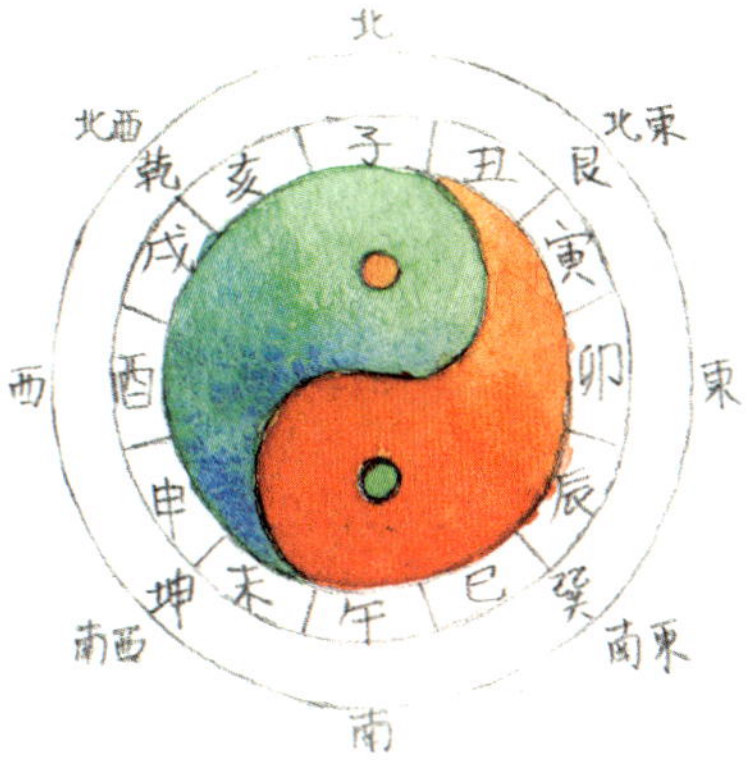

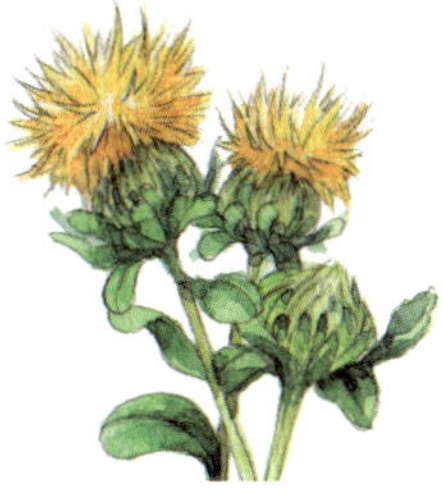

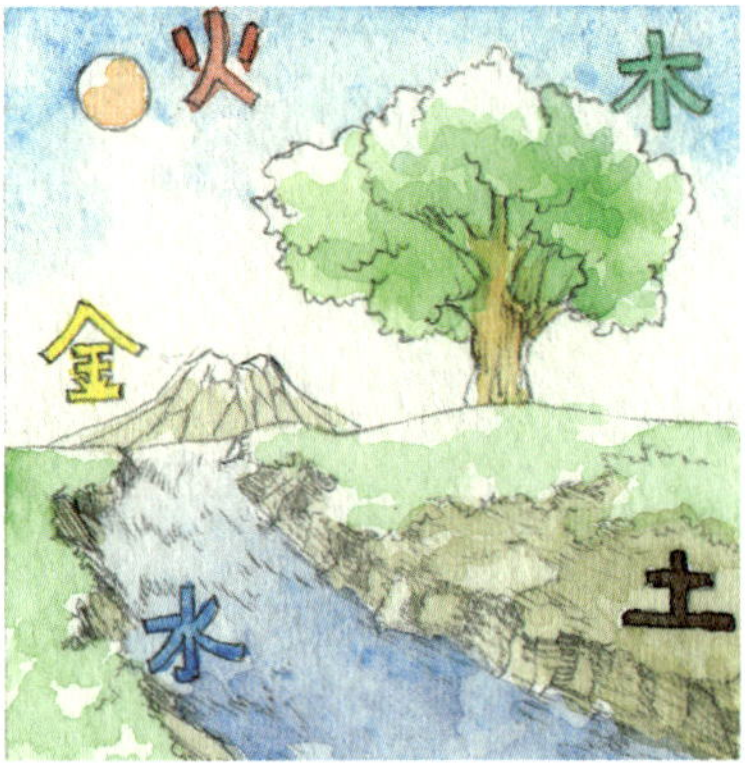

「五行学」もこの世にあるものを木・火・土・金・水の五つに分類するという考え方です。万物を五つに分けるので、少し強引な部分もありますが、子供のころに描いた絵を思い出してください。木があって太陽があって土があって鉱物があって川が流れています。これがまさに五行なのです。

　また五行は春夏秋冬の四季と真ん中の土用を加えた季節も示します。暦では春夏秋冬の季節の変わり目ごとに、土用が置かれます。四季を五行で示すと、木（春）↓土↓火（夏）↓土↓金（秋）↓土↓水（冬）↓土となります。

　春に、陽気が上昇を始め、夏で最も盛んになります。やがて満月が欠けていくように、陰気が盛んになっていきます。このバイオリズムの中で、人は生かされているのです。

　五行は同時にその季節の質を現しています。生きていく方法も作法も運動法も食材も、この五行のどれかに分類されます。その時期の流れに沿って生きることで、より健康で美しく幸せになることができます。

五行の主な意味

意味＼五行	肝木	心火	脾土	肺金	腎水
五臓	肝臓	心臓	脾臓	肺臓	腎臓
六腑	胆	小腸	胃	大腸	膀胱
五官	目	舌	口	鼻	耳
色	青●	赤●	黄●	白○	黒●
方位 / 季節	東 / 春	南 / 夏	中央 / 土用	西 / 秋	北 / 冬
感情	怒	喜	思	悲・憂	恐・驚
味	酸味	苦味	甘味	辛味	塩辛味

食材を五行でみた場合、各季節の旬の食材がピッタリ当てはまるというわけではありません。旬の時期が今の日本の風土とズレている部分もあります。

五行の機能と気質を示す場合、通常はたんに「木」とは呼ばず「肝木（かんもく）」と表します。同様に火（太陽）は「心火（しんか）」、土は「脾土（ひど）」、金（鉱物）は「肺金（はいきん）」、水は「腎水（じんすい）」と呼ばれます。

「肝木」は、守備、独立、頑固、強調、協和、草木、果実、穀物などを表します。

人間の体では肝臓や胆嚢（たんのう）、風邪（かぜ）、神経、解毒、視覚、筋などに関係します。

季節は春を表します。2月は動き始めたり、活動するのによく、3月は大いに繁茂させる時期になります。春は物事を始めるのに適しています。

「心火」は、伝達、礼、太陽、文明・文化、照光、芸術・芸能を表します。

人間の体では心臓や小腸、熱邪（ねつじゃ）、精神、循環器、舌、血液などに関係します。

季節は夏を表します。５月は何かから脱皮したり、今までの自分から抜け出すのによく、６月はより精力的に成長、業績アップの時期です。夏は発展・成長させるのに適しています。


「脾土」は、魅力、信用、信頼、蓄財、蓄積、山岳、田園、平地を表します。

人間の体では脾臓や胃、湿邪（しつじゃ）、栄養機能、消化機能、唇、肌肉などに関係します。

土用は各季節の終わり18日間をいいます。１月の土用は契約や縁結びなど、結びつきを強くするのによく、４月の土用は転職や変化改革に向き、７月の土用は生長が衰え心の安らぎを求め一休みするのによく、10月の土用はこれまでの成果を収穫する時期になります。土用は物事が成就し、どっしり構えるべき時です。


「肺金」は、攻撃、義、闘争、勇気、名誉、刀剣、鉱物、宝石、貴金属を表します。

人間の体では肺や大腸、燥邪（そうじゃ）、呼吸器、排泄機能、鼻、皮膚粘膜、皮毛などに関係しています。

季節は秋を表します。8月はこれまでの努力を仕上げ成熟させ、9月は成熟させたものをさらに熟成させる時期です。秋は今までの成果を眺め、改革したり、状況を変えるのに適しています。

「腎水」は、習得、智、改革、伝統、保守、離別、海、川、湖、雨水、雪を表します。

人間の体では腎臓や膀胱、寒邪（かんじゃ）、生命機能、防衛機能、耳、骨、免疫などに関係しています。

季節は冬を表します。11月は何かを吸収したり蓄えるのによく、12月は自分の夢ややりたいことを始めるのによい時期です。冬は知的な精神や肉体や経済を養い、いろいろなものを蓄えるのに適しています。

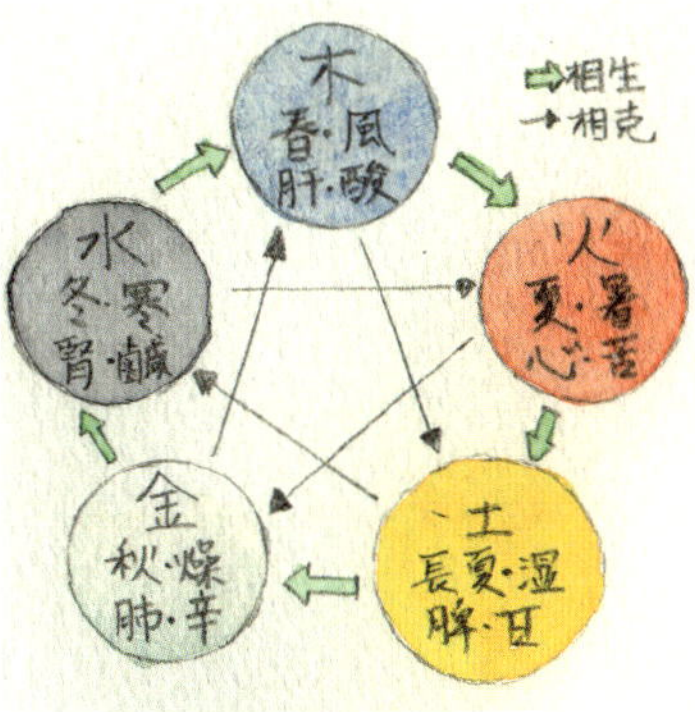

これら五行はお互い関係し合っています。

相生（そうじょう）関係は、木が燃えて火になり、燃え尽きて土になり、土から金属やミネラルが生まれやがて水になる。というように木火土金水がそれぞれを生む、元気づける、力を与える関係になります。

相剋（そうこく）関係は、木は土から栄養をとり、土は水を埋め、水は火を消し、火は金属を溶かし、斧は木を切る、というように木火土金水がそれぞれを剋す、威力を弱める関係です。

これらの五行の意味合いを有効に用いる生活様式や食材を摂り入れることで、健康と幸運が訪れます。

たとえば食材でいえば、肝臓が悪ければ、肝木の食材を摂り、さらに相生の関係から一つ前の腎水の食材をとります。あまり食材の数がなければ、一つ先の心火の食材も用いてみましょう。もともと食材は脾土に入るものが一番多く、季節のものなど考慮すると、食べるべき食材が見当たらないことになってしまいます。

さらに相剋の関係から肺金の食材を摂り過ぎたり、逆に不足していないかもチェックが必要です。こう考えると、膨大なパズルから食材を選ばないといけなくなります。そこで本書では、どの時期にどんな食材を摂ったらよいか、誰にでもわかるように二十四節気ごとに具体的に紹介していきます。

季節に合わせた食材と組合せ

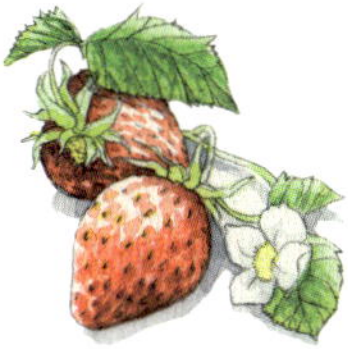

季節に合わせた食材を摂ったり、組み合わせることで体は根本から整えることができます。その季節が特に自分の弱い内臓と関係深ければ、その食材を普段から多めに食べることで一年を通して効果が現れます。薬を用いなくとも、季節と自分の体質に合わせた食材を用いれば健康を保てるのです。

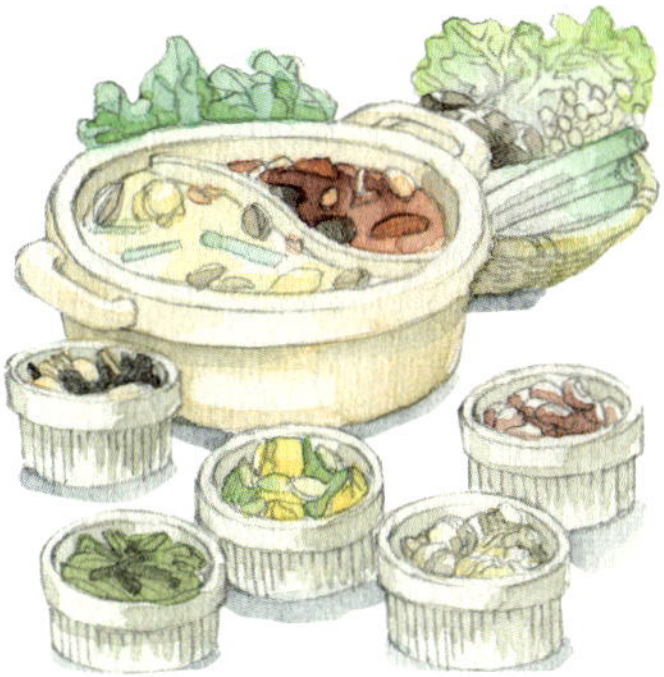

「上医は未病を治し、中医は病気を治し、下医は外科手術で切り取ってしまう」という言葉があります。中国最古の薬物学書『神農本草経（しんのうほんぞうきょう）』でも、上薬は誰がいつ飲んでも健康になる薬、中薬は病気が治る薬、作用が強い薬を下薬としています。作用が強い薬とは現代でたとえると抗生物質や麻薬などにあたります。

これを食材に置き換えると、上食は誰が食べても健康増進の食べ物、中食は冷えたり温めたりなどの効き目のある食べ物、下食は体質や病症に合わせた時に効果のある食べ物です。

薬に比べ食材のほうが、効き目はマイルドですが、それでも充分に健康を促進したり、逆に病気を悪化させたりすることもあるのです。

温涼補瀉（おんりょうほしゃ）とは

同じ部屋にいて、暑いと感じる人と寒いと感じる人が同じ食材を同じ調理法で摂った場合、どちらかが体質を悪くしてしまいます。

寒いと感じる人は温める温性の食材を、逆に暑いと感じる人は冷やす涼性の食材を選ぶべきです。温めるよりも、もっと熱くなる食材、たとえばにんにくや唐辛子などは熱性と呼びます。冷やすよりもっと冷たいアロエや蟹（かに）は寒性です。温性食材は緊張、興奮、充血、炎症をおこし、交感神経を興奮させる食材。涼性食材は弛緩、沈滞、貧血、冷症をおこし、副交感神経を興奮させる食材です。

以上のように食材はおおまかに熱・温・平・涼・寒に分かれます。この5つのタイプの食材を用いて、体質を改善していきます。

さらに、ため込みやすい「実」の体質か、流して漏れ出してしまう「虚」の体質かにも注意する必要があります。

実と虚と言うと、体力があって丈夫な人と、虚弱で弱い人と思われがちですが、いい悪いという概念ではありません。便秘しやすかったり、普段元気そうなのに、急に大病してしまうのが、実。逆にひょろっとしていて、胃腸が弱かったり、疲れたと言うわりに長生きする人が、虚。

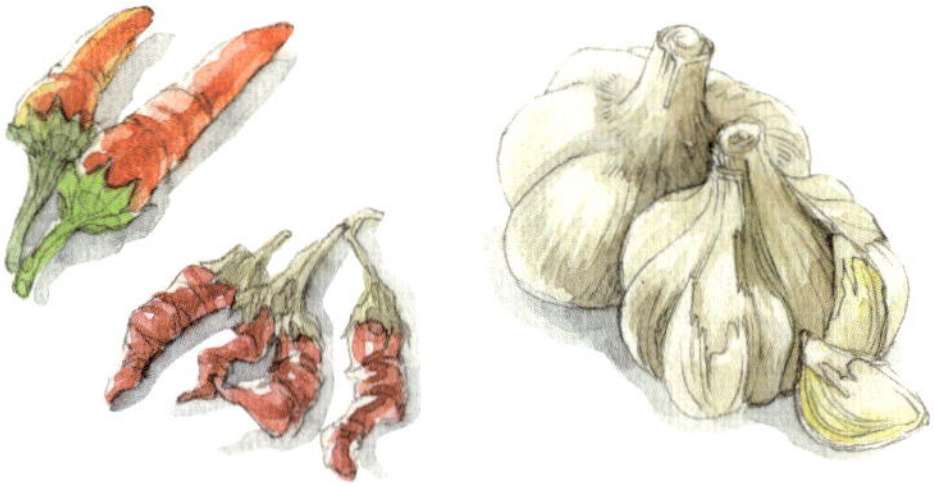

小さな病は患いますが、大病は抱えきれずに流してしまうのです。

実の人の体質改善には、瀉性（しゃせい）の食材（体力や気力の減少、排泄作用を強化する食材）が有効です。これを食べなければもっとため込んでしまうからです。

虚の人は、補性食材（体力や気力の増加、造血作用を強化する食材）が必要です。細く長く生きるためには補性が大切です。

他にも病向として、持ち上げる「升性（しょうせい）」（食材の作用を体の上半身に効かせたり、やる気や気力をアップさせる）や、気持ちを静めて落ち着かせる「降性」（食材の作用を体の下半身に効かせたり、精神面で舞い上がっている気持ちを沈める）、ストレスを発散させる「散性」（気持ちが一か所にとどまってストレスになるのでそれを散らす）、おりものやだらだら続く尿漏れなどに効く「収性」（漏れ出るものを内側にとどめる）などがあります。

同じ食材でも、調理法で、熱・温・平・涼・寒の程度が変わってきます。たとえばセロリは、生では涼性でも、スープにしたら体を冷やさない平性に近くなります。牛肉も温性ですが、冷しゃぶでは平性に近くなります。

鍋で煮込めば、その長く加わった熱のエネルギーが入って、補性が高まります。生の方が、ビタミンミネラルが残るので栄養化が高いと考える一方で、鍋にして、熱というエネルギーを加えて補性を高めた方がいい場合もあります。

体質に合った料理法が必要となるのです。「熱」「実」には、生を。それ以外は、加熱したほうが体質改善に効果的です。

冷えの強い人は特に鍋料理がおすすめです。無水鍋を使ったり、炒めるのに油は使わず食材の皮までまるごと使う事でも、温涼や補瀉やパワーが違ってきます。

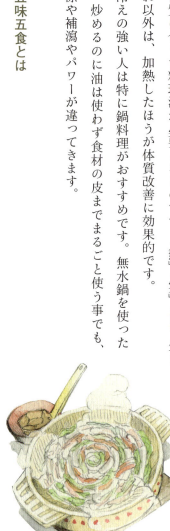

五味五食とは

陰陽五行の説明で示したように、五つの季節は五つの味や色や食材に分類されます。

春（肝木）に分類される代表的なものは青・緑の食材、酸味、藍色の藻、にら、ほうれん草、すっぱいレモンやイチゴ、クロレラやスピルリナなどになります。

夏（心火）に分類される代表的なものは赤い食材、苦味、赤いトマト、玉葱、ニガウリ、鮭のアスタキサンチンなどになります。

土用（脾土）に分類される代表的なものは、黄色い食材、甘味、カボチャ、サツマイモ、大豆のイソフラボンなどになります。

秋（肺金）に分類される代表的なものは白い食材、辛味、大根、蓮根、びわ、みかん、野菜などの繊維、唐辛子、発酵食品（味噌・醤油）などになります。

冬（腎水）に分類される代表的なものは、黒い食材、塩辛い味、塩、根菜、精力がつくもの、黒茶、黒豆、黒ごま、コラーゲン、プラセンタなどになります。

食材の中の気血水とは

人の生理活動を担っている基本的要素を東洋医学では「気」「血」「水」と考えます。

「気」は運動や機能のエネルギーで、陰陽では陽になります。病は気からと言われるように、気が不足すると栄養も作れず、また流れなくなります。「血」は血液や栄養物の事、「水」は体を潤す生理的水液を指し「津液（しんえき）」といいます。「血」と「水」は、陰になります。

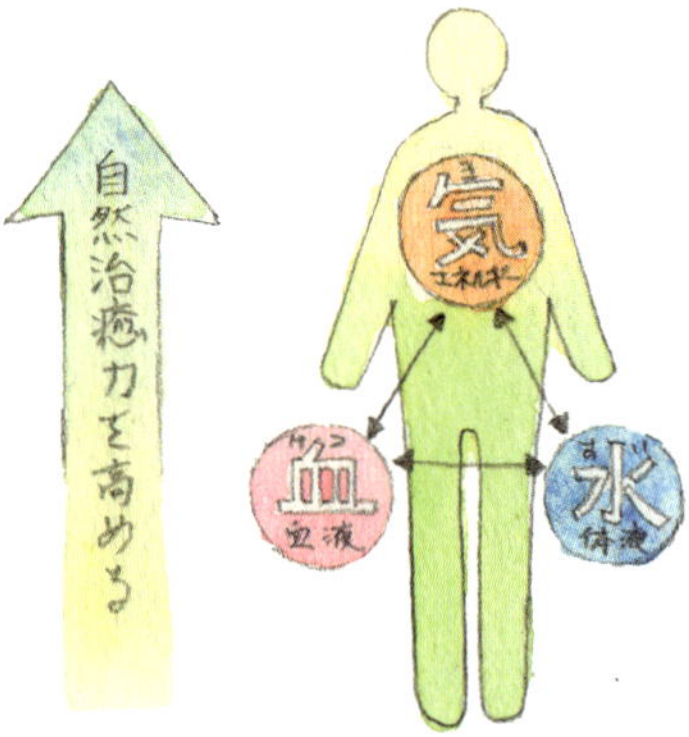

西洋医学の血液検査で問題なくても、東洋医学では別の観点から「血」を診ていきます。血は体にとって非常に重要なものです。気が血を生み、また血が新陳代謝を高めて気を生むのです。血が滞る、滞って固まるなどすることで、熱がでたり、出血したりします。

水は体の中のリンパなど清澄な津と粘稠な液に分かれますが、少なければ干からびたり、むくみ、口の渇き、尿量減少を招き、多すぎて滞ればむくみやしぶり腹、手足の倦怠などを招きます。

これら気血水の作用に、特に強く影響する食材があります。たとえばミカンの皮は気の巡りをよくし、サフランは血の流れをよくします。イカは破血といって血の流れをよくしますが、生理中は食べないほうがよいと言われます。ハトムギはむくみを取るので水毒（体に水分が溜まり排出されない状態）にもちいられます。

食材はまるごと摂りいれる

一つの食材には、たくさんの成分が入っています。たとえば、ニンニクの中のアリインが体にいいからと、それのみ抽出して摂取するのは、西洋医学的発想です。

ニンニクの中には発ガン性物質もあり、またそれを消して別の作用に置き換える成分も含まれています。ですから、食材はまるごと摂ることで、強い副作用が打ち消され完全体になるわけです。

スイカは体を冷やす涼性の食材ですが、スイカの皮にはシトルリンという温めて代謝をよくする成分も含まれます。まるごと食べることで、冷えも温めもしないバランスのよい食材に近づきます。

前に紹介したように東洋哲学では人身小天地と考えます。人の中に宇宙があると考えれば、一つの野菜の中にも宇宙があるのです。

みかんは、水分が多く消化の悪い繊維も多いため、お腹を壊した時はあまり勧められませんが、無農薬ならまるごと食べることでバランスが保たれるのです。皮にはビタミンPという冷え改善、若返り、血行促進や心筋梗塞予防にもなる成分が入っているためです。

玄米もまるごと食べられるおすすめの食材なのですが、無農薬のものを選ぶ必要があります。また白米は平性、玄米は涼性になるのでその点に注意が必要です。冷え症の方は注意すべきで、よく噛んで唾液を出して食べないと消化不良になります。

地産地消がなぜよいか

私達がこの世に生を受けたのは、奇跡的な偶然の重なりによるものです。同様に、生まれた地の食材と出会うのも、偶然で必然なのです。暑い地方には、そこにしか育たない食材があり、それを食べて生命が育まれ受け継がれてきました。ですから生まれ育った地で生産される食材を食べることは自然の摂理にかなっているのです。

現状はどうでしょうか。ハウス栽培で年中季節感のない食材を作り続け、外国産の食物に頼る様は食文化の崩壊を感じさせるほどです。

その地で出来た農作物や畜産物を、その地に供給し、その地の食材を摂る事で、その地で生かされる体が作られます。

作るのも、食べるのも、人です。この豊かな大地に根付いた食生活を根本から見直すことで、
真に健康な体を得られるのです。

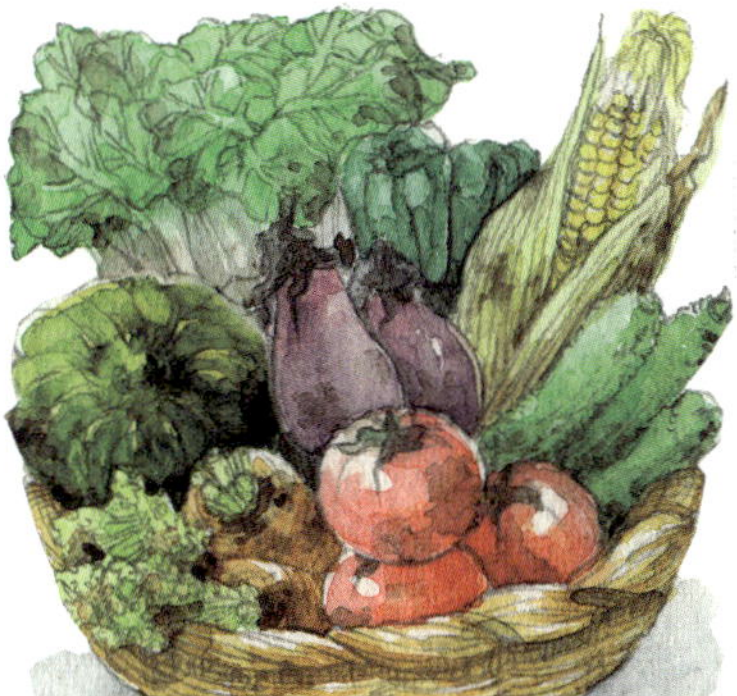

あなたが注意すべき季節

もともと人間には、体の状態を一定に保つという機能があります。しかし個々の体質によってそのバランスの取り方が変わってきます。

個人によって、弱い季節というものがあるのです。自分の苦手な季節がわかれば、その季節の養生を特に注意し、ほかの季節であっても、その養生法を心にとどめておく必要があります。

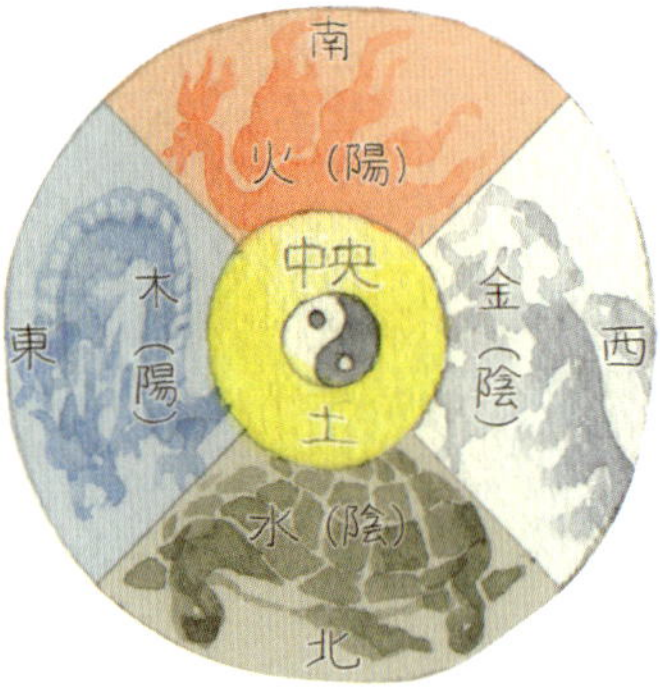

春夏秋冬と土用という五つの季節は、五行説によって五つの臓器や症状や機能に分類されます。前にも紹介したように土用は各季節の終わり18日間をいいます。

以下に各季節に関係の深いチェックポイントを紹介します。各十二項目になります。チェック数の多い季節があなたにとって要注意の季節となります。

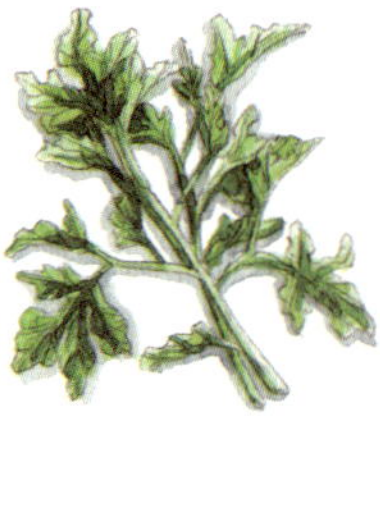

■春

□肝機能に問題ありと診断されることが多い。
□爪が欠けやすかったり、へこみなどがあったりする。
□目が疲れやすく、視力もよくないほうだ。
□こむら返りをしょっちゅう起こすなど、筋肉がつることが多い。
□人前に出るとあがってしまう。
□ちょっとしたことでイライラしやすい。
□転ぶとあざになりやすい。
□筋肉質で歯茎の色が悪い。
□酸っぱいものが苦手、または大好き。
□肩あるいはわき腹が凝っていて、背中も固い。
□シミ、そばかすができやすい。
□花粉症などのアレルギーを持っている。

夏

- □心臓や循環器系に問題があると診断されたことがある。
- □めまいや立ちくらみを起こしやすい。
- □寝つきが悪く、夜中に何度も目が覚める。
- □暑がりで便秘しやすい。
- □高血圧や水虫になりやすい。
- □動悸、息切れになりやすい。
- □心配性でクヨクヨしがち。
- □肥満傾向で汗かき。
- □自己主張が強い。
- □苦いものが苦手、または大好き。
- □寝汗をかいたり、夢をよく見たりしてうなされる。
- □赤ら顔である。

■土用

- □異常に食欲がある、もしくはあまり食べられない。
- □胸焼けをしたりお腹が張ったりする。
- □下痢をしやすい。
- □寝ている時に気づくとよだれがたくさん出ている。
- □しょっちゅう口内炎ができる、あるいは口の中が乾いたりする。
- □毎日体がだるくて重い。
- □食べても太らないか、少ししか食べないのに太る。
- □甘いものが大好き、もしくは苦手。
- □歯が弱く虫歯になりやすい。
- □完璧主義で決めつけやすい。
- □お腹がいつもちゃぷちゃぷしている。
- □顔などに吹き出物が出やすい。

■秋

□しょっちゅう風邪をひく、あるいはくしゃみがよく出る。

□蓄膿症やぜんそくの気がある。

□声に力がない。

□顔色が白っぽい。

□のどや鼻が乾燥しやすい。

□肌にツヤやはりがなく、しわっぽい。

□感傷的な気分になりやすい。

□辛いものが大好き、または苦手。

□子供の頃、虚弱だった。

□便秘になりやすい。

□アトピー性皮膚炎である。

□空いばりしたり、元気なふりをすることが多い。

■冬

□耳鳴りがしたり、人の声が聞きづらかったりする。
□骨がもろい。
□根気がなくすぐ疲れてしまう。
□体が冷えている、もしくは顔や手足がほてる。
□塩辛いものが好き、もしくは苦手。
□ストレスを感じやすい。
□白髪が多い。
□手足がいつもむくんでいる。
□不妊症または性機能減退を感じている。
□尿の量が多かったり、しょっちゅうトイレに行ったりする。
□足腰がだるく、すぐ座りたくなる。
□腰痛持ちだ。

自分がどの季節が弱いか知るために、左の「五行チェック表」に、当てはまった数を点で記してみましょう。さらに各点を線でつなげてみてください。突出した季節があなたの弱点です。この季節の養生を丁寧に行うことで、自浄作用を最大に生かすことができます。五行のバランスを整え、歪んだ五角形を正五角形にできれば、陰陽の偏りの少ない太極に近づくことができます。これは人から神に近づく健康法ともいえます。

五行チェック表

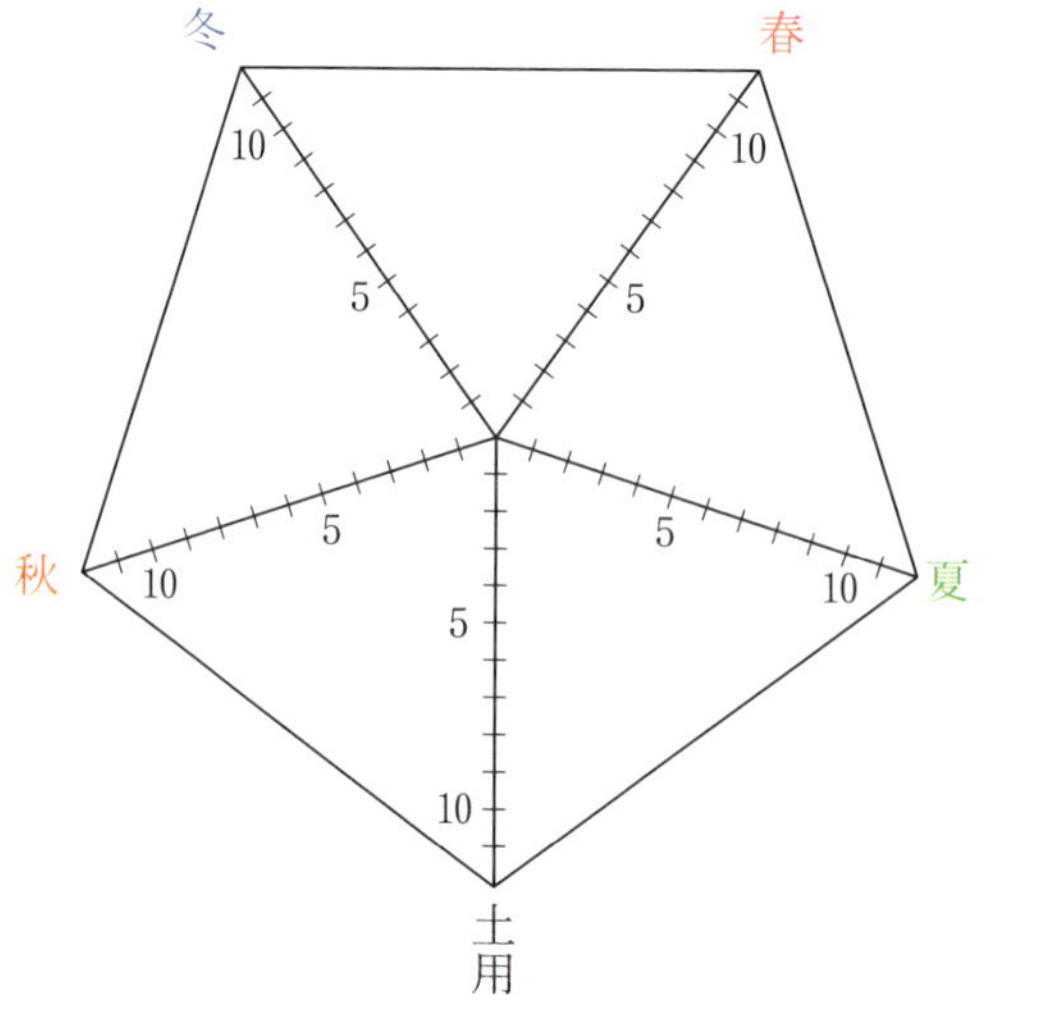

医者と薬に頼らない健康法

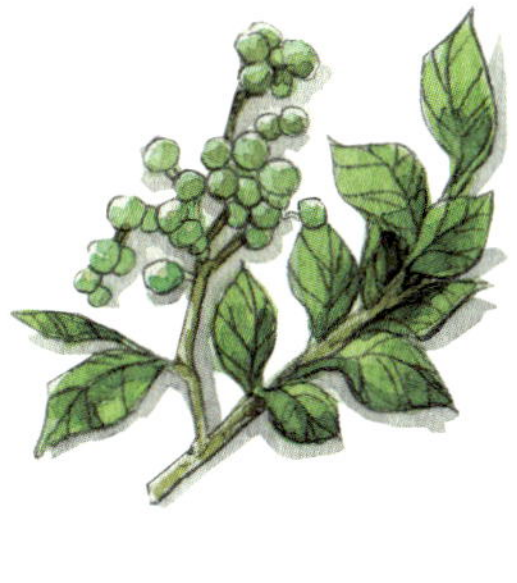

では、なぜ私が東洋医学を志すようになったかを紹介しておきましょう。

将来医療に携わりたい、それは私がものごころついてからの願いでした。母が統合失調症を患っていたためです。私はなんとか母を治したい一心で薬剤師を目指し、製薬会社に入ることができました。しかし会社で研究を続けるうち、薬での治療というものに次第に疑問を感じるようになってきたのです。実際、母の病は薬を用いても治りませんでした。

そんなある日のこと、会社での酒席で、突如慢性盲腸の痛みが襲ってきたのです。その時、今は亡き漢方の大家の藤平健先生がその場にいらして、私のお腹に手のひらを当てると、不思議なことに痛みがひいていったのです。

その後、慢性盲腸の痛みは漢方薬を用いることで完治しました。学生時代にはさほど興味がなかった漢方の力を目の当たりにして、東洋医学による自然治癒力を生かした方法こそ、病気の根本改善に効果があるのではと思いいたったのです。

それ以降、漢方を深く研究するようになり、西洋医学と薬による治療には限界があることを悟りました。

実は薬が病気を治すのではありません。薬はあくまで手助けをするだけで、病気を治癒するのは人間自身の力なのです。実験や理論によって100%効くとされる薬でも、人間の体はそれほど単純なものではありません。現実には50%も治せれば、とてもよく効く薬とされるのです。さらに作用があれば、副作用もあります。

たとえば痛みどめは、頭痛にも腰痛にも生理痛にも用いられ、また解熱鎮痛剤として風邪の時にも処方されます。痛みを抑えるのは炎症を抑えることですから、解熱鎮痛剤をたくさん飲んだら、体温が下がって免疫力も低下してしまいます。また解熱鎮痛剤には胃腸障害の副作用があります。

特に精神科には、その効果が疑わしい薬がたくさんあります。リラックスさせる目的で出される薬の副作用の項目にうつ症状があったりするのです。現代医療をもってしても、人間の精神を変えることはできません。薬を多く飲むと副作用で胃が荒れるので胃薬が追加され7種類以上も処方される、などということもあります。

医者に診てもらうことによる安心感という効能はたしかにあるでしょう。専門家に診てもらい、病名がはっきりすると、それだけで安心できるからです。たとえば、風邪と診断されてもウイルスや細菌が特定されたわけではありません。でも、風邪と言われるとほっとしますよね。

薬は治すのでなく、維持するのが精一杯なのです。特に慢性病の場合、ほとんどの薬は症状を抑える効果があるだけで、改善はしません。しかし薬を飲んでいればなんとか現状は保てるので、それに頼ってしまうと一生止めることができなくなってしまいます。

西洋医学の薬は、ある一成分の効果によって、体を操作します。炎症改善のように完治する場合もありますが、ほとんどは操作なので、服用を続ける必要があります。それに比して、漢方薬はたくさんの生薬の集まりです。一つの生薬の中にも多成分があり、温めたり、温めすぎないようにしたりとバランスをとっています。

さらにその生薬の組み合わせによって、作用と副作用が混ざり合い、体質改善の効果を生み出します。目の疲れをとる漢方薬は、目だけに効くのでなく、足腰の疲れをとり、胃腸の働きをよくしながら免疫力を上げていきます。少しずつ体質改善の手助けをするので、根本から治すことを目指せるのです。

江戸時代の漢方の大家、貝原益軒（かいばらえきけん）はこう説いています。「養生の第一歩は、心と気を養うこと」。つまり、根本から自分の体を整えることが漢方の目的なのです。漢方薬を用いれば、徐々に体質改善することは可能です。でも漢方薬だけで完治するわけではありません。その人の生活様式、生き方、考え方を見直すべきなのです。そして本気で食事や運動で体質改善に取り組めば、薬に頼る必要はないのです。

日本人の健康に対する姿勢でちょっと気になることがあります。日本人は、潔癖症すぎるきらいがあるように思います。たとえばちょっとしたことですぐにマスクをしますが、年中着用していると粘膜の抵抗力が弱くなってしまいます。

無菌状態が最適なのではありません。いろいろな菌がいるからこそバランスがとれます。それが自然に沿って生きるということなのです。

インフルエンザ治療薬のタミフルなどの過剰な使用も気になります。ほとんどの人は高熱時は自宅で寝ていて、歩けるようになってから薬をもらいに行きます。しかし、この状態であれば、すでに放っておいても治るのです。

それなのに、お金を出して受診して薬をもらうわけです。データによると、薬をのんだ場合の効能は1日だけ早く治る、といった程度のものです。

重症化しやすい人にとっては、タミフルはとても大切な薬ですが、すでに治りかけの人には必要ないものなのです。そしてタミフルは活性型のまま排泄されるので、下水処理場も通過して海まで流れていきます。タミフルを体内に摂り込んだ野鳥はタミフル耐性のウイルスを作りだすはずです。

最近のサプリブームにも疑問を持ちます。賦形剤（ふけいざい）や添加物にも注意が必要です。食材は厳選して国産を選んでいる方でも、サプリの中身は確認していますか？　外国産の原料から抽出され外国産の賦形剤からできているかもしれません。体にいいから、ということを安易に信じてサプリを多用するのは止めるべきです。

医者や薬に安易に頼らずに、自分自身の力で体を整えることが大事なのです。人間の体は本来、治癒力を持っています。自然の力を利用してあなたも体を美しく健やかに整えましょう。

日本の医療の変遷を知る

東洋医学・漢方は中国から日本にもたらされました。

漢方の基本古典医学書『黄帝内経（こうていだいけい）』は『素問（そもん）』『霊枢（れいすう）』からなり、紀元前に伝承され、なんども改変され現在に至っています。中国の王、黄帝と臣下との問答形式で、養生法、生理、病理、病因、病症、診断法、治療法などが書かれています。

「仙人達の時代では100歳になっても元気だったが、近年は50歳でよぼよぼになる理由は何か?」との問いに対し、①飲食の過不足、②心身の過労、③春夏秋冬の自然に調和しない、という3点が問題で、この3点を踏まえて生活すれば不老不死になれる、と説かれています。

健康に留意すべき年齢として、まず女7歳、男8歳で節目があると記されています。次は第二次性徴期にあたる女14歳、男16歳。そして、顔にしわが生じ抜け毛が始まる女35歳、男40歳。さらに白髪が混じり始める女42歳、男48歳。女は49歳で閉経し、男は56歳で体全体が老化する、とされています。

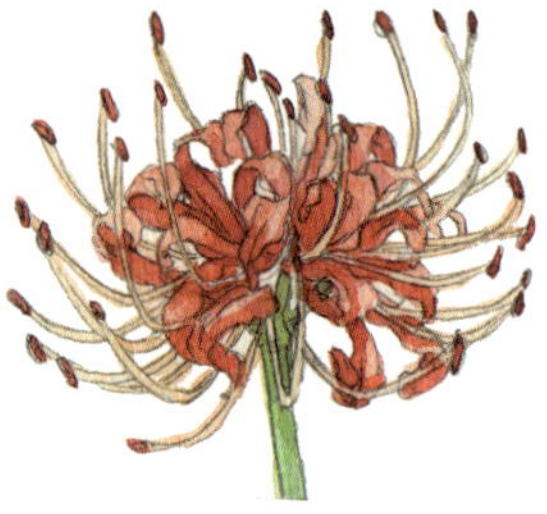

その他『黄帝内経』には先に紹介したように四季の養生法、陰陽五行による養生法、三陰三陽（病の進行や経脈など）が記されています。

日本の医療の変遷

『古事記』に記されていますが、大国主命（おおくにぬしのみこと）を医療の面でサポートしたのが少名毘那神（すくなびこな）で、医療や温泉のルーツと言われる神です。全国各地に温泉を開いた湯治の元祖とされます。また女神の蚶貝比売（きさがいひめ）や蛤貝比売（うむぎひめ）は貝を粉末にして傷を負った大国主命を回復させたと言われています。邪馬台国の時代では、呪術を用いてどれだけ治病の能力を持っていたかが権力者にとって重要でした。

その後、飛鳥時代や奈良時代に入って遣隋使や遣唐使が得た知識によって、医療制度が徐々に整えられていきました。７０１年の「大宝律令（たいほうりつりょう）」には「医疾令（いしつりょう）」という医療制度を定めた法律があり、国営の養成機関を卒業した者だけが、医師の資格を得ることができました。

さらに平安時代になると、僧が医療に従事し「祈祷（きとう）治療」の他にも、灸治（きゅうじ）（針より効果があると言われ、吉日に行われたりした）、針治（しんじ）（室町時代から広まった）、蛭食治（ひるかいじ）（蛭を用いて血を吸わせ、腫物や口内炎などを治した）、湯治（とうじ）（療治や保養などに江戸以前に書物の記載もある）などが行われました。

鎌倉時代や室町時代になると、民間医療が広がり、下級武士まで医療書物が手に入りやすくなったため、技量に優れた町医者が増えました。

江戸時代には制度が確立され身分や実力によって医者の差別化が行われました。この時代は、植物や動物などから治療に有効な薬剤を生成する本草学が中心でした。中国の明時代の李時珍（りじちん）による『本草綱目（ほんぞうこうもく）』が伝わり、貝原益軒（かいばらえきけん）が『大和本草（やまとほんぞう）』に書き直したものが有名です。貝原益軒は、虚弱だったにもかかわらず自らの療法により85歳まで長生きし、『養生訓』を残しています。同書には、薬にたよらない健康法が記されています。その根本的な思想を引用しておきましょう。

「薬を飲まないでも自然に治る病気は多い。このことを知らないでむやみに薬を使い、病気をひどくして死んでしまう者も多い。薬の使用には用心しなければならない。常に体を動かしていると、気と血がめぐり食物の気が滞らない。これが養生の要である。

病気を早く治そうと急ぐと、かえって逆効果になって病気を重くする。保養は怠りなく努めて癒えることは急がず自然にまかせる。養生の道は、過信することを戒めることである。自分の体の強さを過信したり若さを過信したり、病気が少し治ったのを過信すると災いをおこす。養生の術は、まず心のあり方をよく慎み守らなければならない。

心は楽しみ、苦しめてはいけない。体は動かし、休ませすぎてはいけない。善も悪も習慣からなので、努力して養生を怠らないのも欲を慎み堪えるのも、一生懸命やって習得すると苦労でなくなる。病人は養生の道を守り、病気のことをくよくよ考えてはいけない。くよくよすれば気がふさぎ、病気が重くなる。死は天命なので、憂いても益はなく、そのことで他人を苦しめるのは愚かなことである」

これは現在に生きる我々にとっても教訓に満ちたものであると思います。日本の風土と民族の気風（国民性）を知り、自然に寄り添って生きることが健全な体を育てるのです。

日本の生活様式の変遷

日本の文化は、古代から中世までは中国を中心としたアジアの近隣諸国から、そして明治以降は欧米からの影響を受け、吸収・取捨選択を繰り返し独特な発展を遂げてきました。

日本における宗教観は神道が礎（いしずえ）となって、その中に仏教・密教・儒教・道教を受け入れてきました。儒教からは武士における武士道や戸主や家督制度など、道教からは陰陽五行や八卦、宿曜道、陰陽師などの思想や風俗が受け継がれ、日本独自の形に変化しています。ここから陰陽五行の季節の養生法が生まれました。日常生活のお辞儀・礼儀作法・食事作法など、「型（形）」の尊重は、日本の美点とされてきました。こういった作法には人と衝突するのを避け和を尊ぶという、相手への敬意・配慮の念が込められています。

日本の代表的な民族衣装である「着物」。この歴史をさかのぼると、縄文時代の貫頭衣にまで辿り着きます。飛鳥時代の唐文化の影響、平安時代の鮮やかな十二単。現在一般的に「着物」と呼ばれているものは、和服の中の「長着」にあたります。長着の仕立てには、裏の付いた袷仕立てと裏の付いてない単仕立てに大別され、湿度の高い日本では体温調整に適し、季節やTPOによって着分けます。

住としては、平安時代は寝殿造り、室町時代からは書院造り、桃山・江戸時代は数寄屋造りというように時代とともに様式を変えてきました。建具・建材も日本で独自に作られたものや、海外から流入し日本で独自に発展したものなど様々なものが作り出されました。先人の知恵によって考案された道具が日本の気候に非常に適していたり、自然素材ということで健康を害さないなど多くのメリットをもつからです。

２０１３年12月４日に「和食」がユネスコ無形文化遺産に登録されました。南北に長く、四季が明確な日本には多様で豊かな自然があり、そこで生まれた食文化もまた、これに寄り添うように育まれてきました。このような、「自然を尊ぶ」という日本人の気質に基づいた「食」に関する「習わし」が、「和食：日本人の伝統的な食文化」として、ユネスコ無形文化遺産になったのです。

和食には、

①多様で新鮮な食材とその持ち味の尊重によって素材の味わいを活かす調理技術・調理道具が発達している。

②一汁三菜を基本とする日本の食事スタイルは理想的な栄養バランスと言われ、動物性油脂が少なく、日本人の長寿や肥満防止に役立っている。

③食事の場で、自然の美しさや四季の移ろいを表現し季節感を楽しむ。

④日本の食文化は、年中行事と密接に関わって育まれてきた。

という４つの特長があります。

日本では古来から自然の恵みである「食」を分け合い、食の時間を共にすることで、家族や地域の絆を深め、健やかに暮らしてきたのです。

日本のしきたりには意味がある

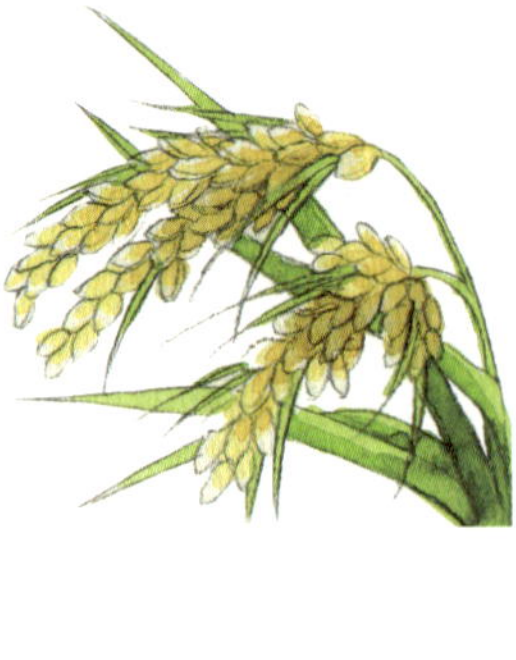

四季折々の日本の伝統行事は、時間に追われがちな現代の生活に、自然界との繋がりと、豊かな時の流れをもたらします。また古くからある日本ならではのしきたりは、この国で暮らすうえで、人間関係を丸く温かく紡いでくれます。窮屈に思えるしきたりや伝統も、その由来や背景、歴史の中で変遷してきた事情などを知ると、どれも身近なものに思えてくるでしょう。その原点に日本人の心が込められているからです。これを実践することもまた和の養生法です。

では、日本の代表的なしきたりについて簡単にご紹介しておきましょう。

「お年玉」（冬至の行事）……日本には新しい年を迎え、それを祝う行事や習わしが数多くあります。おせち料理、初詣、お神楽、獅子舞……。お年玉はポチ袋にお金を入れて渡すのが一般的ですが、もともとは年神様に供えたお餅を奉公人や子供などの目下の人に分け与えたもので、供えたお餅には霊力があり、それをいただく（賜る）という意味がありました。

「お屠蘇（とそ）」（冬至の行事）……最近では「お正月に飲むお酒の呼び名」としか思われていないようですが、ただの日本酒ではありません。「屠蘇散（とそさん）」という漢方薬を日本酒やみりんに浸した、薬酒なのです。三が日の間にお屠蘇を飲むと、その年は病気にならないと言われていました。

山椒（さんしょう）、肉桂皮（にっけいひ）、桔梗（ききょう）、白朮（びゃくじゅつ）などが入ったお屠蘇は、中国の唐の時代に、道教の医者によって発明されたものが風邪薬として調合され、その効果から「邪気を屠（ほふ）って魂を蘇らせる（死んだ者さえも蘇る）」と言われ、お屠蘇の語源になりました。

年末になると、ティーバッグに入ったものが、薬局で売られていることもあり、気軽に作ることができます。余ったお屠蘇は、風邪の初期にも効果があります。ハーブティーを飲むようにお茶として楽しんでください。

「初夢」（冬至の行事）……新しい年の吉凶を占うという意味があり、室町時代には縁起のよい七福神の乗った宝船の絵を枕の下に入れるとよいと言われていました。江戸時代は元旦の朝に、宝船の絵に「長き夜のとおの眠りのみな目覚め波乗り船の音の良きかな」という上から読んでも下から読んでも同じ文の歌が書かれたものが売り歩かれました。江戸時代は粋なことをしたものです。

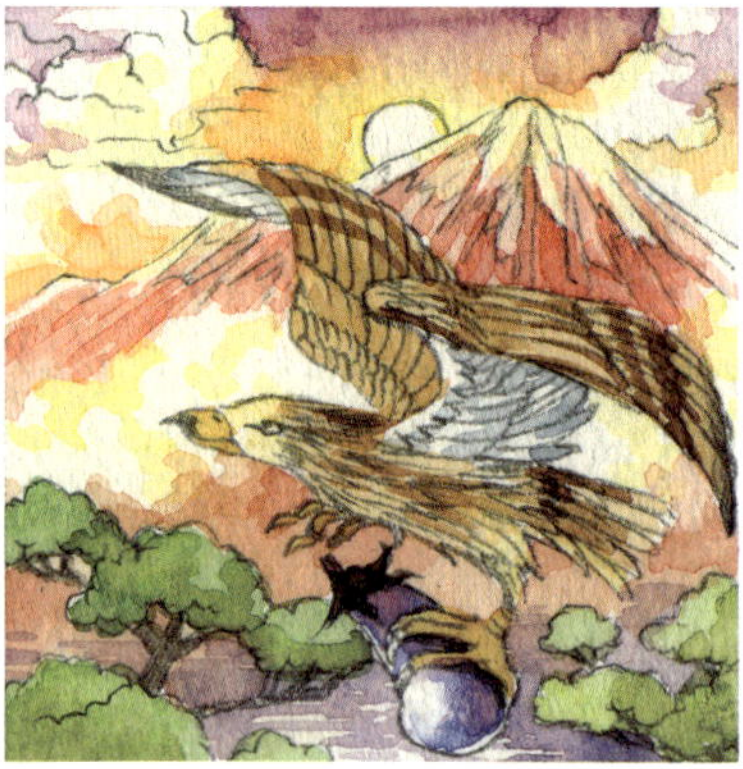

江戸時代には大みそかの夜から元旦の朝にかけて見る夢が初夢とされましたが、現代では一月二日の夜から翌日の朝に見る夢を初夢とします。「一富士、二鷹、三なすび」と言われるように、これらが夢の中に表れると幸運だとされます。

「お彼岸」（春分・秋分の行事）……3月と9月、春分と秋分の日を中日として前後3日間合わせての7日間を言います。春分と秋分はちょうど太陽が真東から昇り、真西に沈む時期です。真西に沈む太陽を見て、極楽に旅立った故人に思いをはせたのでしょう。このしきたりは日本独特のもので、先祖供養の風習と仏教が結びついたものです。墓参りをして、仏壇には、ぼたもち（春・牡丹）、おはぎ（秋・萩）、団子などを供えます。

「暑さ寒さも彼岸まで」とも言われますが、日本独自の文化の墓参りには、いくつかの健康法が含まれています。

一つ目として先祖供養をすることで、自分は生きているということを実感して、そのことに感謝できます。感謝は日本人の美徳の一つです。日頃思いどおりにならないことがあっても、とにかく生きていることに感謝しましょう。二つ目に先祖に守られていると思うと元気が湧きます。先祖はすでに土に還り自然と一体になっています。この祖先に守られ、この自然に守られている悦びが安心感となり、健康につながるのです。

「花まつり」（清明の行事）……4月8日はお釈迦様（しゃかさま）が生まれた日です。お寺では「灌仏会（かんぶつえ）」「仏生会（ぶっしょうえ）」と言われる法会を行って、お釈迦様の誕生を祝います。灌仏会では釈迦が生まれたルンビニという花園をかたどって、さまざまな花を飾った「花御堂（はなみどう）」というお堂を設けます。この中に灌仏盤（水盤）を置き、釈迦の誕生仏を立て、甘茶を注ぎます。これは釈迦の誕生の時、九頭の龍が天から甘露を注いだという故事にちなんでいます。

日本では古来から神道が礎となって、その上に仏教や密教、儒教、キリスト教も含め様々な外来の宗教を混在させながら、今日の日本の精神や文化の土壌を形成してきました。

「帯祝い」……妊娠5ヶ月の戌（いぬ）の日に安産を願い、「岩田帯（いわたおび）」と呼ばれる腹帯（白い布）を巻きます。由来はいろいろあり、穢（けが）れを避ける「斎」の「斎肌帯（ゆはだおび）」や、結んだ帯を巻く「結肌帯（ゆはだおび）」などと言われています。戌の日に行うのは、犬が多産なのでそれにあやかるためです。昔は妊婦の実家が紅白二筋の絹帯と白木綿一筋の帯を重ねて奉書紙で包み蝶結びの紅白の水引をかけて贈るという風習がありました。

「初宮参り」……赤ちゃんを初めて産土神（うぶすながみ）に連れてお参りするのを「初宮参り」「宮参り」と言い、無事生まれてきたことへの感謝と、健やかな成長を願います。かつては、お産は穢れとされていたので、忌み明けの意味もありました。

鎌倉時代から始まり、男児は生後31日目、女児は33日目とするのが一般的ですが、地方によって50日目、１００日目などというところもあります。昔は赤ちゃんの晴れ着は母親の実家が送り、当日は父方の祖母が赤ちゃんを抱くとされていました。

「七五三」……男の子は3歳と5歳、女の子は3歳と7歳で祝うのが一般的ですが、古くは3歳は髪置き、5歳は袴着、7歳は帯解きの祝いと言われました。「7歳までは神の内」といわれて神様まかせ、7歳になって初めて地域の仲間入りをする通過儀式として行われました。江戸時代の五代将軍綱吉の長男、徳松の祝いを11月15日にしてから定着したしきたりです。千歳飴もこの元禄のころに浅草で売り出されました。

「還暦」……生まれた年の干支(えと)が60年で一回りすることによるお祝いで、「本卦還り」とも言います。赤い頭巾とちゃんちゃんこを贈る習わしがあるのも、暦が一廻りして生まれ変わる、赤ちゃんに還ることに由来します。よみがえりの歳として重要視されるのです。

「あなたの干支は?」と聞かれるとイヌ年やトラ年など答える人が多いと思います。干支は10干と12支からできあがっています。「干」は甲・乙・丙・丁・戊・己・庚・辛・壬・癸で空間を現わし、「支」は子・丑・寅・卯・辰・巳・午・未・申・酉・戌・亥で時間を現わします。この組み合わせが六十でひと回りするのです。

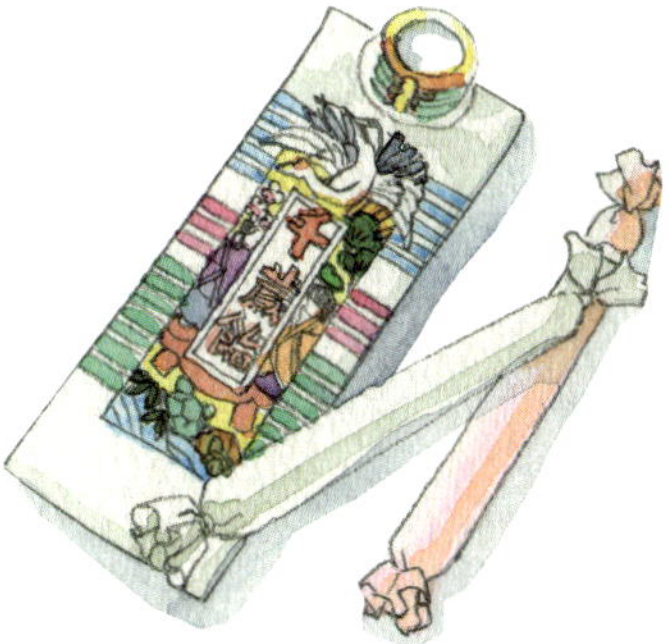

第二部

二十四節気に合わせ心と体を美しく整える

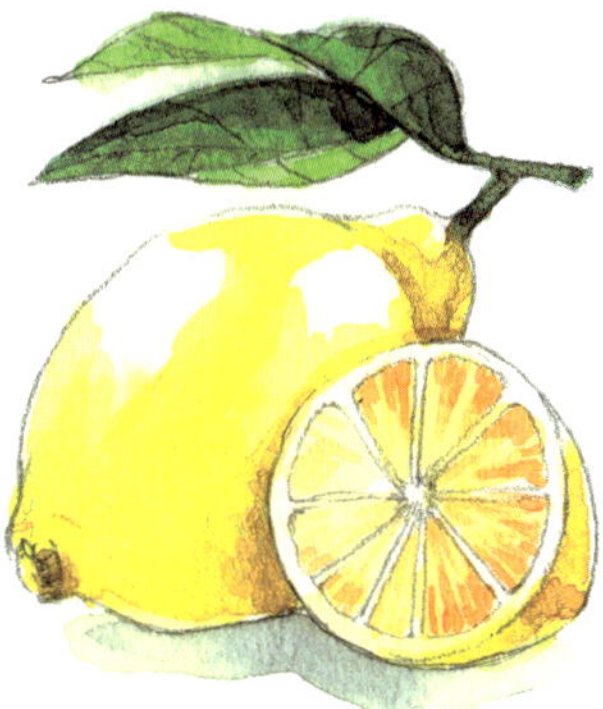

春

春は芽吹きの時、
新しく命が生まれ育ちはじめます。
方向は東、色は青、新緑の木が
この季節を象徴します。
ふきのとうなどの苦味と酢の物や
イチゴなどの果物の酸味、
ニラや椎茸・緑黄色野菜などを
多めに食しましょう。
脇腹をグッと伸ばして、
硬くなった肝臓の働きを高めます。
ストレッチと心のリフレッシュを
忘れずに過ごしましょう。

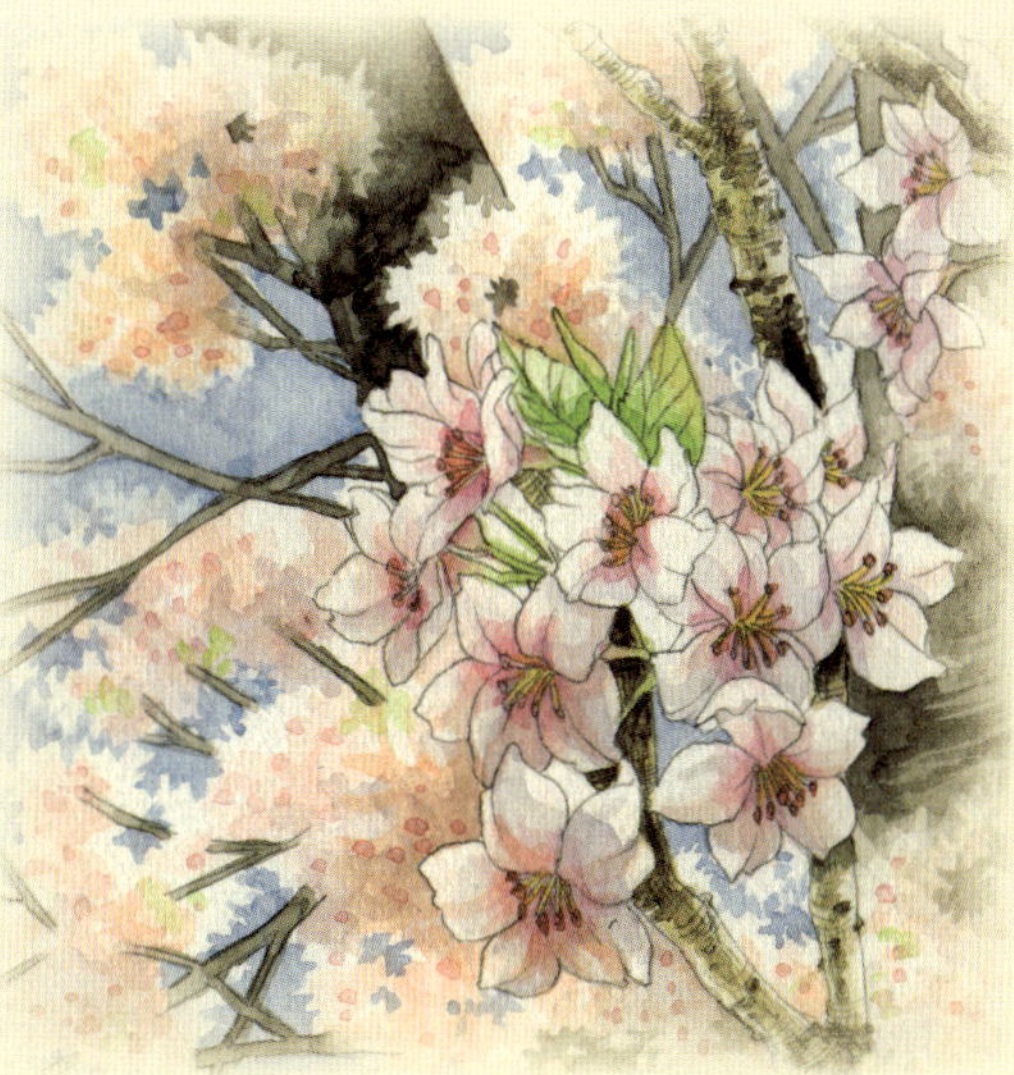

立春

りっしゅん

（新暦で2月4日〜2月18日頃）

春の始まり。「立」には始まるの意味があります。

旧暦では、この季節から新年が始まるのです。節分の翌日で、現代の暦では2月4日頃にあたります。八十八夜・二百十日などはこの日が起算日となります。立春を過ぎて最初に吹く南寄りの強い風を春一番といいます。この期を象徴するうぐいすは、春告鳥（はるつげどり）とも呼ばれ春の兆しを告げるのです。

太陽が東から昇るように、新年の訪れも東から始まります。御来光に手を合わせ自然に感謝して、新しい年を迎えるのです。これから成長が始まるという大切な時です。より健全でより大きな夢に向かって羽ばたき始めましょう。

心がけること

青春という言葉があるように、春は青と関係が深いので、青い色の物を身につけたり、小物を青色にするといいでしょう。青春は若い人だけのものではありません。物事の始まりや、常にこれから成長していこうとする心意気を表します。60の手習いと言うように、寿命の伸びた現代では人生100年ぐらいで計画を立て、新しい物事に挑戦してみましょう。

精神的な成長は個人の心意気次第です。人はいくつになっても成長できるのです。

春はなんでも始まりが肝心です。ちょっとしたストレスを放置したことで、大きな病気を招きます。新年とともに、自分の精神に注意を向けてください。冬の間に充分に養生をして、春の始まりとともに、駆け出していくのです。冬に蓄えたエネルギーを解き放ちましょう。しかし、もし何か違和感を感じたら、すぐに軌道修正してください。始まったばかりだからこそ、まだ方向が変えられるのです。

✤体調管理

　この季節は、目の病になりやすく、ストレスなどで目が痙攣（けいれん）しがちです。目に違和感を感じた場合は、まず早寝遅起きが肝要です。そして、ひどくならないうちに養生しましょう。その際は冬の生活習慣に戻るのです。冷えを改善して、ゆっくり休む、精がつくような鍋物を食べる、などが効果的です。この時期はまだ寒い日も多く、冬の影響が残ります。目の周りの筋肉をリラックスさせるため軽くマッサージしたり、アイマスクで休ませたりします。フェイシャルマッサージも顔のコリをとり、流れをよくする効果があります。

　リンパの流れにも注意すべき時期です。耳の周りや首、脇や足の付け根をこすったり、もんだりしてみましょう。リンパの流れがスムーズになれば、ストレスも流れていってしまうものです。またこの時期には嫌

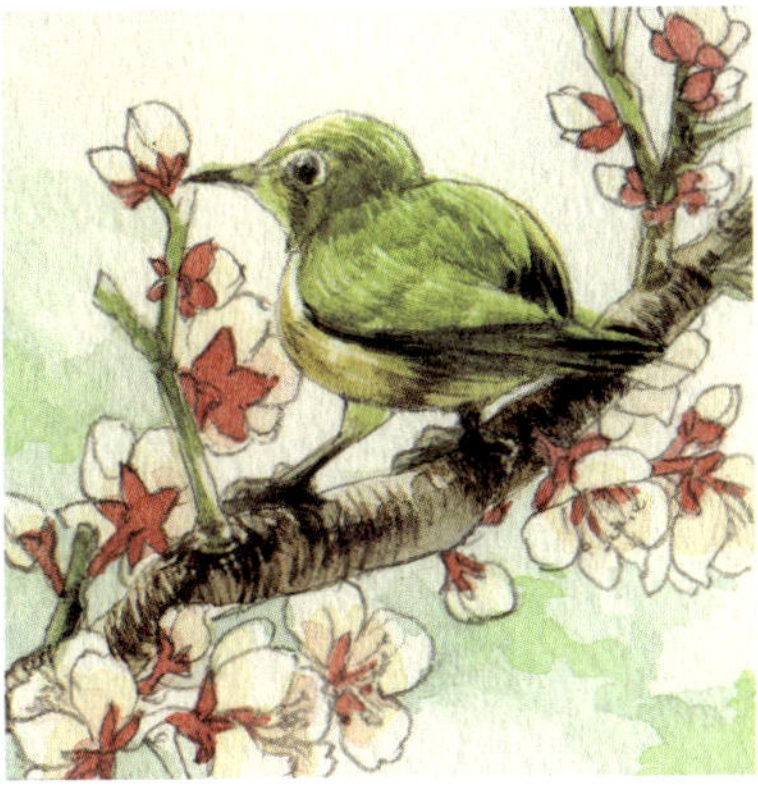

な場所、人、環境はできるだけ避けて、心を平穏に保つことが大切です。

緑の中で小川のせせらぎや鳥の鳴き声を聴いたり、好きな香りやアロマに癒されたり、その場に行かれなくても、自分が一番落ち着ける場面を頭に描くことで充分にリラックス効果があります。コツをつかめればストレスも回避できて、人生をさらに楽しく過ごせます。

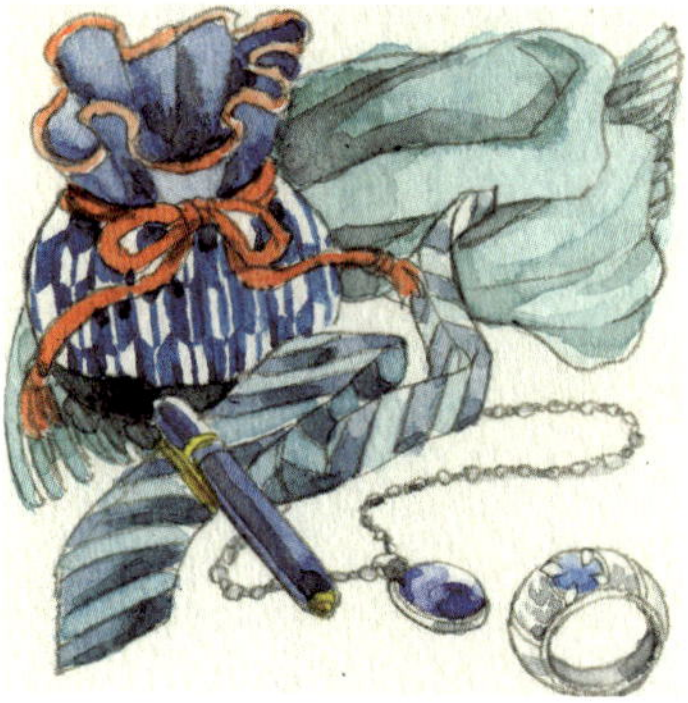

漢方薬では「加味逍遙散（かみしょうようさん）」がよいでしょう。肩こり、精神神経症状、便秘、冷え性、虚弱体質、更年期障害、気血不足の症状、精神安定などに効果があります。

基本的には女性に有効な漢方薬ですが、春は男性においてもこの処方が効果的です。

✤摂るべき食

ニラはこの季節に特に効果的な食材です。五行では肝木（かんもく）・腎水（じんすい）に属し、デトックスとリラックスの効能があります。温性で辛味があり、陽気を補う作用があるので、冷え性や血の巡りの悪い人に特によいのです。腫れ物や充血、不眠症にも効果があります。鶏の卵もこの時期によい食材です。ですからニラ玉は、春のストレス改善に抜群に効果のある料理です。ニラは冬から春にかけて葉が厚くてや

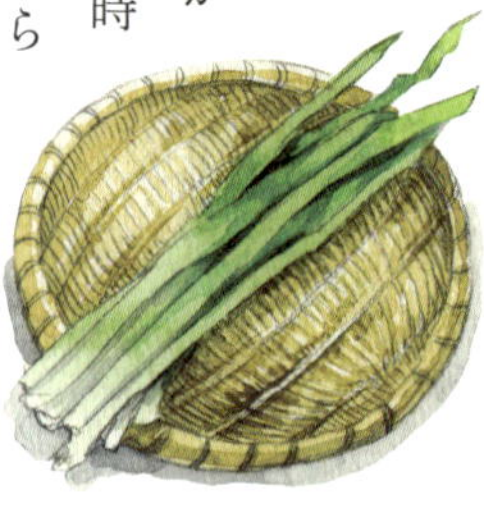

わらかくなり、最も食べ頃になります。

ふきのとうは、五行では肝木に属し平性です。雪解けの間から顔をだす、春一番の食材です。この苦味は心臓によく、めきめき血の巡りをよくしていきます。春の目覚めの強心作用と夏の心筋梗塞や狭心症の予防になります。春の山菜はどれも苦味がありますが、加齢とともに弱った心臓を丈夫にするには苦味が必要なのです。

調理法としては天ぷらも美味しいですし、油いためや、ゆでてすりつぶし、味噌やみりんで味付けした蕗（ふき）みそもよいでしょう。

梅は春を代表する花で、甘味と温性を持ちます。梅干しはクエン酸が多く滋養にもよく疲れをとります。毎日1個摂るくらいでもよいでしょう。五行では脾土（ひど）と肺金（はいきん）に属すので、胃腸や呼吸器を丈夫にします。青梅を塩漬けや赤しそに漬けたものを梅漬けと言い、さらに日干しにすれば梅干しになります。

梅には殺菌、汗止めの効果があります。種を取って煮詰めた梅肉エキスは、どんなひどい下痢にも効果的です。下痢には漢方薬より梅肉エキスのほうがよく効きます。

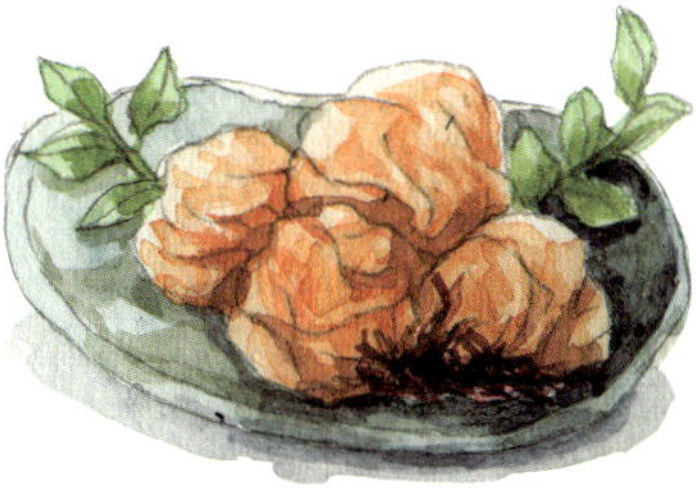

雨水

うすい

（新暦で2月19日〜3月4日頃）

寒気がゆるみ、降る雪が雨となり、積もった雪が溶けて水になる頃です。現代の暦では2月19日頃にあたります。

江戸時代中頃から、季節のいい春に伊勢神宮参りをするのが庶民の間で盛んになりました。奈良の若草山、京都の大原、山口の秋吉台など春の風物詩として野焼きがありますが、これらの行事も雨水に行われます。

野焼きは灰が馬や牛の飼料となる草の成長を促してくれます。

✤心がけること

この時期には新しくスポーツを始める、あるいはスポーツを行うための準備や計画を練ることがおすすめです。

布団の上で足の上げ下げをしたり、伸びをするなどちょっとした運動を日々行うように心がけましょう。

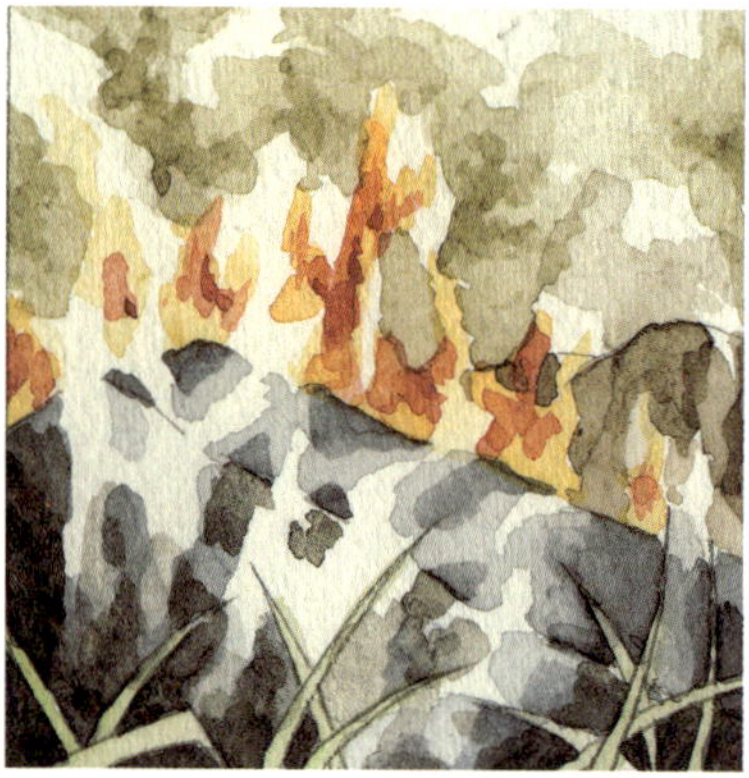

本格的なスポーツや山登りを始める前の準備期間です。寝ながら手足をゆらしたり、首回しや肩回しなど、まずは小さな運動から始めましょう。

爪に変化が表れやすい時です。爪のたてのでこぼこのような筋は老化を示します。爪に表れたシグナルは、春の養生で改善できるのです。

この季節の養生が爪の加齢を防ぎ若返りに役立ちます。ささくれは親不孝を示すなどと言われますが、指先や足先などの体の先端まで手入れを怠ってはいけません。自分の体を丁寧に扱うことは、宇宙の端まで愛を届けることにつながります。

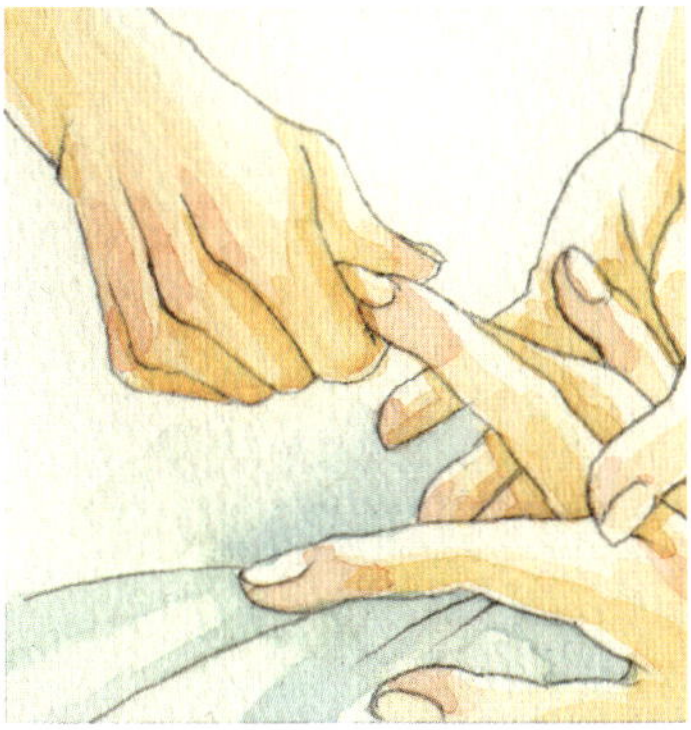

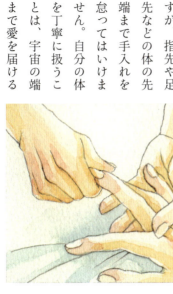

人身小天地と言うように、体は宇宙そのものです。地球のどこかで不幸な事件が起こったり、自然災害があった時は、自分には何もできないと嘆かずに、体の隅々まで愛を届けてください。その行為は必ず世界に届いています。

体調管理

春は目と関係が深い時期になります。目の疲れを感じたら冬の不養生と精神的な疲れが出始めているサインです。

目の周りのマッサージが効果的です。指先でタッピングするように、心地良いくらいの力でたたいてみましょう。この時期は、目の周りの神経のリラックスが大切なのです。

また足がつりやすいのもこの時期の特徴です。

足のつりはミネラル不足や体内ミネラルバランスの崩れで起きやすいのですが、春の時期には筋のつっぱりが原因で起こります。つい体に力が入ってしまって、肩がこわばって肩こりも起こりやすくなります。

積極的に体を温める時間をもうけましょう。朝は東の太陽を向いて、深呼吸しながら、体の筋肉を伸ばして下さい。

痛風や胆石を持つ方は痛みが出やすくなります。またアレルギー症状も出やすくなる時期です。春はあらゆるものの目覚めの時です。隠れていた症状も表れてきてしまうのです。痛みはその場所に滞りがあることの表れです。

リンパや血液の流れをよくするためには、体操やマッサージが効果的です。脇を伸ばす、腕をひねりながら伸ばす、肩甲骨を寄せたり広げたりするなど、普段運動をしない人も春には体を動かしましょう。

この季節は「風」がキーワードになります。風のように痛みがあちこちに移動したり、風邪などの原因のはっきりしない病になりがちです。風邪はウイルスによる病ですが、漢方で言う寒邪(かんじゃ)や熱邪(ねつじゃ)や湿邪(しつじゃ)による総称を風邪と呼んでいます。よい風だけを取り入れたいものです。

漢方薬では「半夏厚朴湯(はんげこうぼくとう)」が有効です。気分がふさぐ、咽喉や食道部の異物感、動悸、めまいなどの不安神経症、つわり、せき、しわがれ声、不眠症などに効果があります。最近ではうつの予防や治療に効くとして注目されています。

✤摂るべき食

春キャベツは、甘味で平性なので、誰が食べて

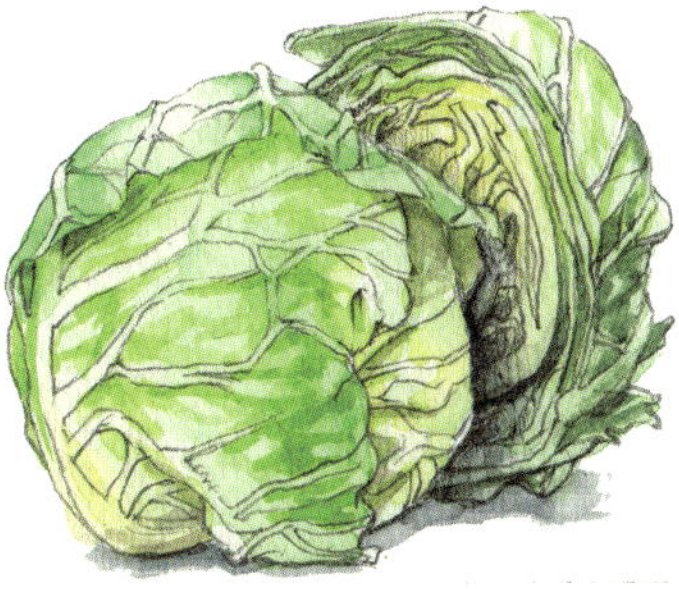

もよい食材です。五行は脾土（ひど）に属すので、ダイエットにも効果的です。イライラを解消したり消化促進し、飲酒後の体調も整えます。栄養バランスも優れているので、過食になりがちな食生活の方は、月に一回ぐらいはキャベツをいっぱい煮込んだスープだけを食するのもよいでしょう。

ほうれん草は五行は脾土に属し、青色の野菜の代表で、春にはピッタリの食材です。温性なので、冷え性の人にオススメです。血の流れをよくするので、肩こりや生理痛の方にもよい食材です。

またストレス改善や便秘にも効果的です。シュウ酸が多く独特の苦みがあるので、おひたしもいいですが、ゴマ油炒めなども美味しくいただけます。

いちごは、その酸味が、春には必要です。五行は肝木（かんもく）に属し、爽やかに体を引き締めます。気血を調整し血行不良にもよい食材です。

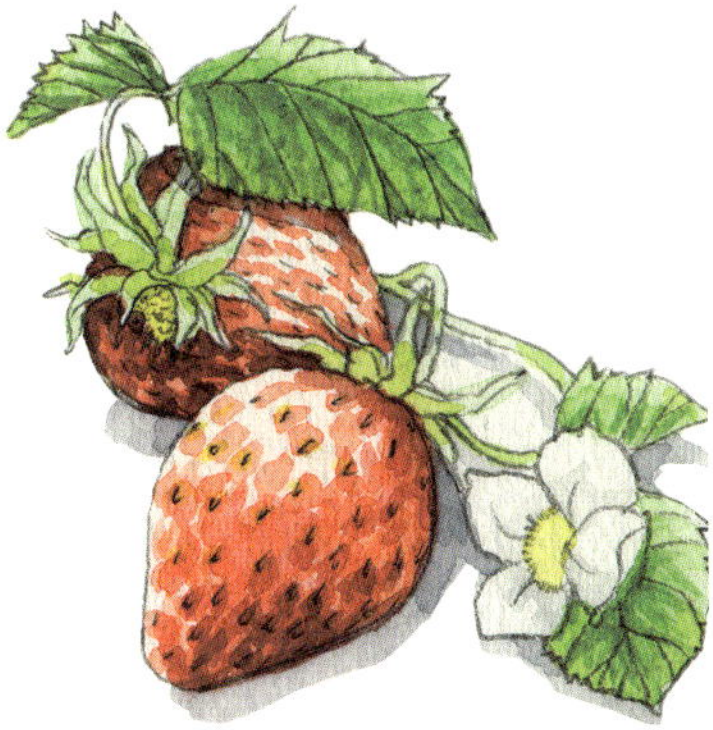

啓蟄

けいちつ

（新暦で3月5日～3月20日頃）

冬ごもりしていた虫が春の暖かさを感じて地中からはい出し始めます。現代の暦では3月5日頃にあたります。

中国では漢の景帝（前188～前141）の実名が啓であったため、その時期は文字を「驚」に替えて「驚蟄」と記されるようになりましたが、唐の時代に啓が復活しています。一雨ごとに春の気配が訪れます。

桃の花の咲く時期で、桃の節句などの行事が行われます。

✤心がけること

この時期は花粉症のピークになります。春は動き始め、「立春」くらいから花粉症の症状が出始める方が多いのですが、この虫も動き出す啓蟄の時期にピークになります。

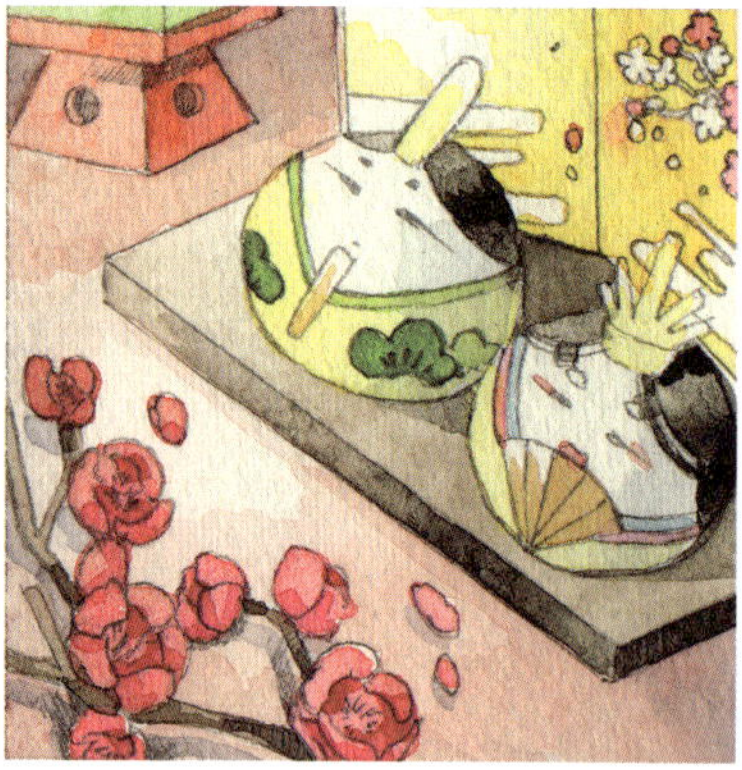

実は花粉症を治すためには冬の養生が

重要なのです。因果応報、すべては前の季節の過ごし方で決まってくるのです。冬は滋養強壮の食事を心がけ、ゆっくり寝て体力を温存します。これでまず免疫力をアップさせます。そして春になったら、酸味の食べ物や肝臓強化のシジミや椎茸などを食べたりして、便秘しないようにデトックスします。運動などで積極的に汗をかくことで、水分代謝を高める必要があります。

　花粉症の鼻水には、腰や肩甲骨の間に使い捨てカイロなどを貼って温めるのが有効です。透明な鼻水は、冷えが原因です。生姜湯や温かいスープなどを摂るとよいでしょう。鼻づまりには、薄い塩水を用いての鼻洗浄が効果的です。冬の不養生が原因なので、冷えを解消する必要があります。目のかゆみは、清熱作用がある菊の花のお茶などを飲むとよいでしょう。

　アロマでは、ティートリー・ユーカリなどの抗菌作用の成分を含んだものがよいでしょう。マスクにたらしたり、ティッシュにたらすのも効果的です。

✤体調管理

　自律神経が弱っている方は、情緒不安定からうつ病になりやすい時期です。うつ病予防には、呼吸法が非常に効果があります。特に朝の太陽を見ながらの深呼吸が、春の季節には、最も効果的です。大きく息を吸ったり、または強く鼻息をたてながら吐くことで

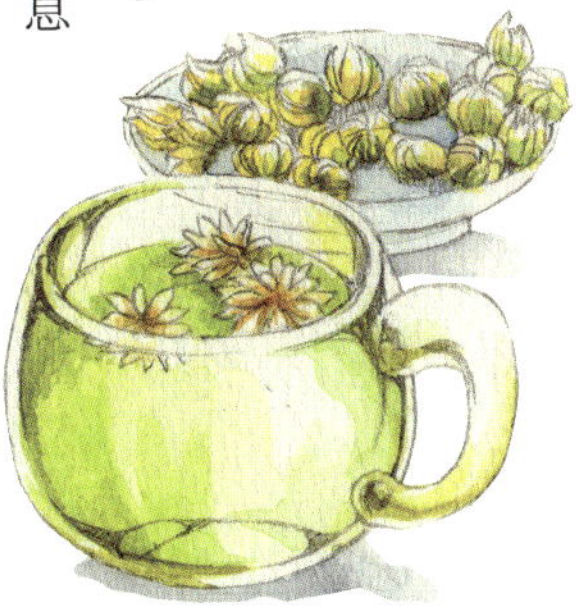

脳を目覚めさせます。もし電車の中でパニックに陥った場合、息を吸うことに意識を持っていかずに、吐くことに集中すれば落ち着くはずです。手の親指と人差し指のあいだの水かきの部分を「合谷（ごうこく）」といい、万能つぼになります。精神的に落ち着かない場合は、合谷を強めに押すことで気持ちが安定してきます。

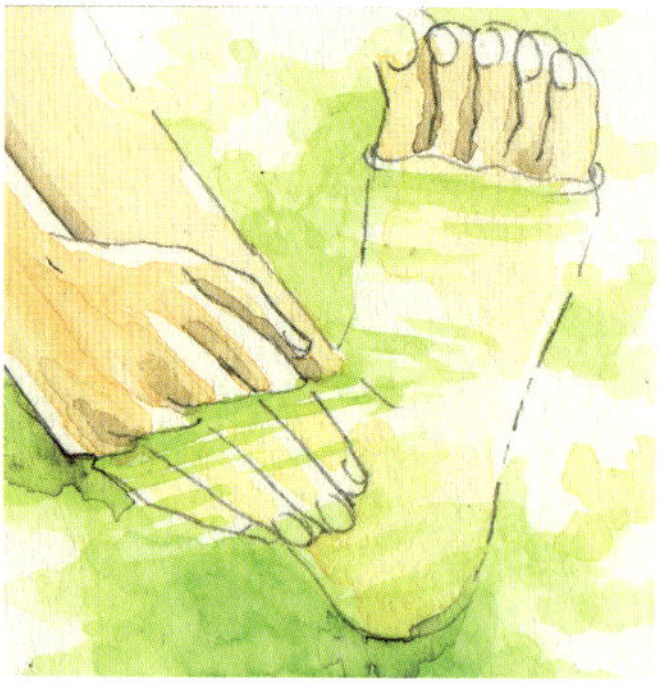

　血液検査で肝臓の数値が悪かった人は、この「啓蟄」の過ごし方が大切です。春は物事の始まりの時期ですが、肝臓が疲れている人が頑張りすぎると、かえって不健康になってしまいます。何かを始める場合はゆっくりと、できれば周りから自然にやり始めるように仕向けてもらえると一番いいのです。

　ストレスが溜まりやすい時期でもあります。あなたの爪を見てください。爪の横波はストレスを表しています。円形脱毛症を生じるような激しいストレスの場合は、針で刺したような小さな穴が無数にあきます。ストレス改善には、食事や起床時間などの小さな生活習慣から変えてみましょう。ストレスが改善されればこの横波は小指側から治ってきます。親指の改善には数ヶ月かかります。怒りすぎやわがままにならぬよう、大らかな気持ちで物事に対処し、インスピレーションを大切にできるだけ素早く行動に移してください。

　漢方には似類補類（にるいほるい）（似たものは似たものを補う）という考え方があります。目の改善には目の形に似た足首の外側の少し下の丸いくりくりした骨を優しくもむとよいのです。同様に手首にも丸い骨の部分がありますので、これに気を入れるように優しくなでてください。

漢方薬では「抑肝散（よくかんさん）」が有効です。神経の高ぶり、神経症、不眠症、小児夜泣きなど、もともとは子供に効果がある漢方薬ですが、最近は認知症で興奮する老人によく処方されます。気持ちが穏やかになる効果があります。

摂るべき食

桃の節句には蛤（はまぐり）が食されます。二つ合わさったものなので、めでたいものの象徴とされますが、健康を保つのにも有効です。五行では脾土（ひど）と腎水（じんすい）に属し、気を沈め、痰を切るとともに口渇を癒し、視力低下を治します。解毒作用もあります。

ねぎは、体を温め、気管支にもよい食材です。辛味で温性、五行は脾土と肺金（はいきん）に属すので、焼いても鍋にしても風邪に効果的です。またうつの初期の改善に、非常に効果があります。酸性なのでストレス改善に役立ちます。気血の流れをよくするので冷え性改善に効果がでます。解毒作用もあるので下痢にもよいでしょう。

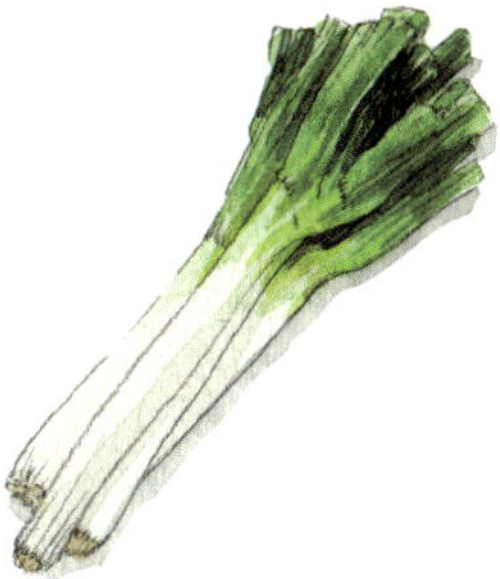

春分

しゅんぶん

（新暦で3月21日～4月4日頃）

ようやく寒さを脱して暖かい日が多くなる頃です。現代の暦では3月21日頃にあたります。春分の日は昼夜はほぼ同じ長さになり、彼岸の中日と一致します。

春分の前後3日を含めた7日間が、春のお彼岸です。先祖の霊を供養する仏事が行われますが、それ以外にも農事始神祭などが行われます。山桜や江戸時代に作られた染井吉野が初めて咲くころです。春の訪れを告げる春雷が発生し、こぶし・木蓮などが咲き始めます。

✤心がけること

春は、怒りの感情が強くなります。すべての物事が始まるのですから、怒るというパワーは重要です。初めの一歩を踏み出すパワーの元は、怒りです。しかし、怒りのパワーが強過ぎてしまい周りに誰もいなくなっては、

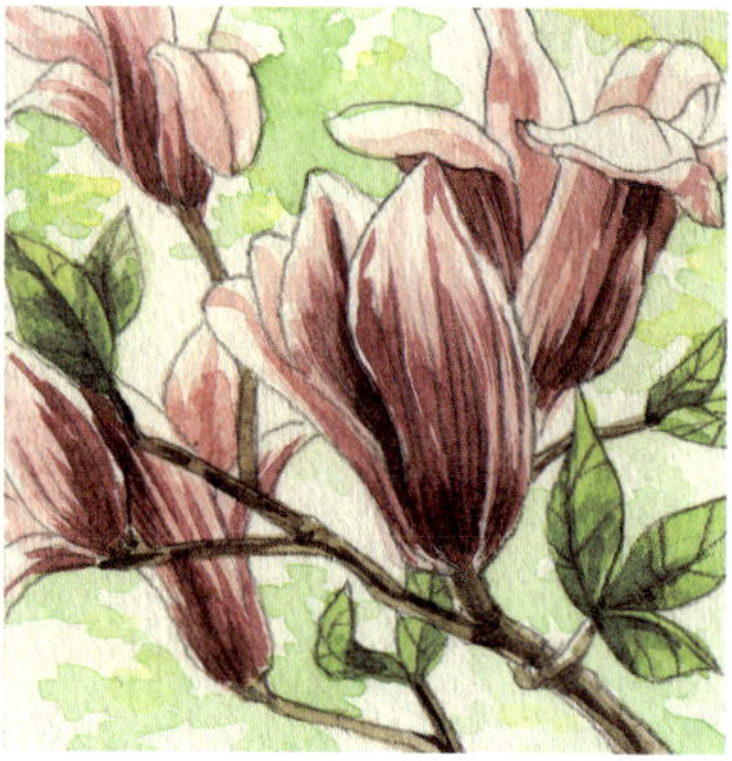

何も始まりません。みなぎる怒りをコントロールすることが必要です。そんな時は甘いものを食べてみるのです。スイーツには顔もほころびますが、心も筋も緩み怒りの感情も和らいできます。

逆に怒りの感情が湧かず、やる気に欠ける人は、酸味を持つレモンやイチゴなどが刺激になります。この季節は、まさに酸っぱい青春と言うべき時期です。活動した後のレモンのはちみつ漬けは、クエン酸サイクルの回転をよくして、パワーをみなぎらせます。ビタミンCも一緒に摂れるので効果的です。また酸味は腸の動きも活発にするので、デトックスや浄化効果も期待できます。

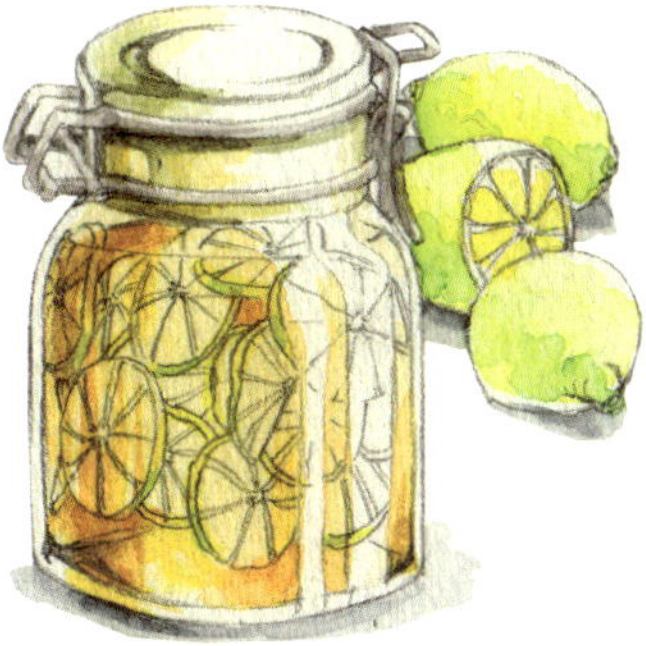

ため息は悪い気を呼び込むので禁物です。デトックスのためには息を力強く吐ききったほうが、いい気が入ってきます。東を向いて、朝日を見て深呼吸しましょう。これから陽の気がゼロからプラスに変わっていく時期です。明るい笑顔で、朝日を見ましょう。すべてはプラスに変化していくのです。過去は見ずに未来を見据えていきましょう。

✤体調管理

朝起きた時や、歯磨きの時に、吐き気がしたり口に苦みを感じるようになります。これが酷くなると脇腹が硬くなったり、右の肋骨の下が硬くなり指が入らなくなります。これは要注意のシグナルです。症状がひどい時は漢方薬が必要ですが、軽いうちであれば、緑黄色野菜を多めに食べるとよいでしょう。特に青い葉物は、消化を助け解毒、浄化してくれます。肝臓機能が疲れているので、アルコールは控えめに、良質のアミノ酸をたくさん摂りましょう。

また扁桃腺が弱い人は腫れやすくなります。腫れをとるには、清熱作用のある菊の花や金銀花などの生薬が効き、きゅうりやレタスなど夏野菜も効果的です。

その土地の土を含んだみみずを煎じて飲むと、解熱効果があるとされています。左右の乳首の真ん中あたりにあるチャクラの部分に触れるのも腫れを抑える効果があります。

漢方薬では「小柴胡湯（しょうさいことう）」が有効です。これは半表半裏の邪を和解によって除くものです。特に右脇腹がはって苦しい、食欲不振、微熱などの急性熱性病、肺炎、気管支炎、長引いている風邪などに効果的です。昔は「葛根湯医者（かっこんとういしゃ）」今は「小柴胡湯医者」と言われるように、ストレスの多い現代社会では、ほとんどの人に効果のある処方です。ただしインターフェロンをやっている方や、虚弱体質の人には向きません。

✤摂るべき食

しそは、辛味で温性なので、風邪を治したり、解毒、発汗、ストレスを発散させます。五行では肝木（かんもく）・脾土（ひど）・肺金（はいきん）に属すので、呼吸機能を強化して、胃腸を強

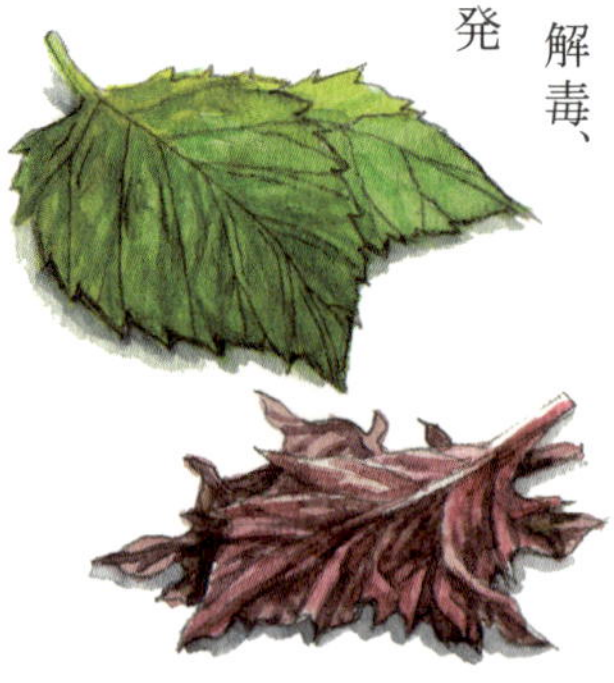

め、解毒作用に優れます。漢方薬にもしそはよく用いられ、気分を明るくし風邪を予防する効能もあります。蘇葉（しそ）というくらいなので、昔から殺菌・防腐の作用が知られています。最近は抗アレルギー効果もあるとされます。

日本料理では、刺身の飾りとしてタンポポのような菊の花が付いています。菊花は五行は肝木・肺金・腎水（じんすい）に属し微寒性、腫物を治したり、目の疲れを取るので、これを食べない手はありません。

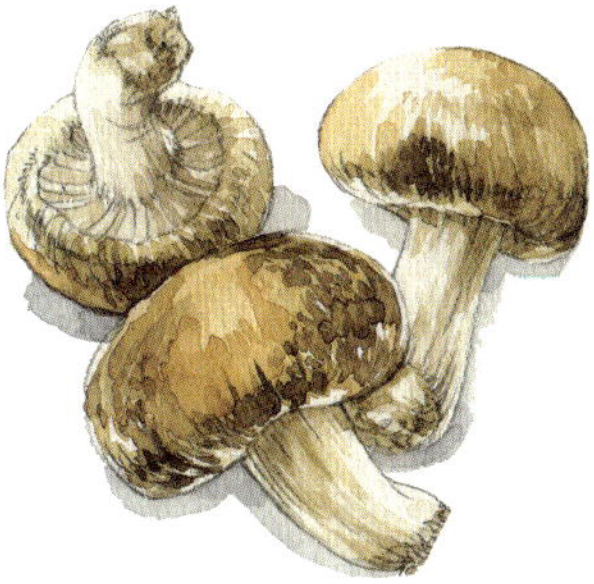

抗菌作用もあり、咽喉の炎症やのぼせを取って風邪の予防になります。

椎茸は、平性で五行の肝木を代表する食材です。神経や筋によいので、春のストレス改善に最適です。アレルギー症状にも効果があります。

きのこは平性で五行は肝木・心火（しんか）・脾土に属し癌に効くとも言われ、ビタミンDが含まれた健康食です。さらに血をきれいにして、血行も良くなるので、高血圧や美肌にも効果があります。

うどは、五行は肝木・腎水に属し、辛味・苦味を持ち温性なので、風邪による頭痛や鼻炎などを治します。うどの根は「独活（どっかつ）」と言って、関節痛や冷え・むくみの改善にも用いられ、デトックスにも有効です。

清明

せいめい

（新暦で4月5日～4月19日頃）

清らかで明るい春の日を受けて、草木が芽吹き始めます。

現代の暦では4月5日頃にあたります。

4月8日はお花まつり。お釈迦様が生まれた日で空から甘露の雨が降ったという言い伝えから甘茶を注いでお祝いします。雁が北へ帰り、初ガツオが美味しい季節です。

新学期が始まり、新入社員も初々しい桜咲く時です。

雨上がりに初めて虹が見られるのもこの時期になります。

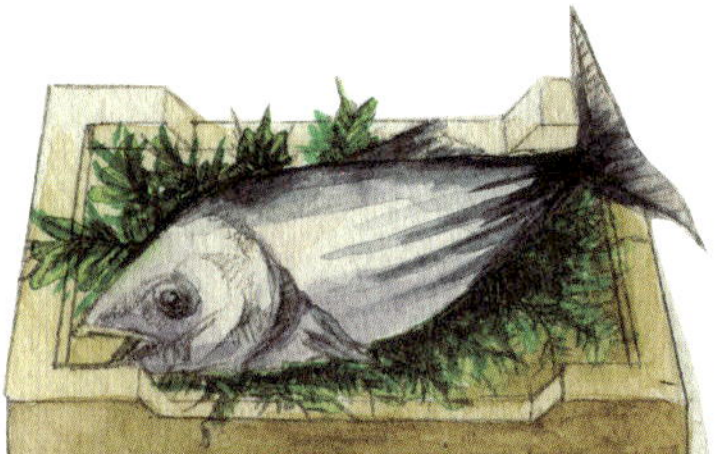

✤心がけること

入学式、入社式、歓迎会など、晴れやかな行事も多く、緊張からストレスで胃腸トラブルを起こしやすい季節です。清明の後半は土用に入るため、緊張が続くと胃腸に響くのです。養生法としては、肝木（かんもく）の養生プラス脾土（ひど）の養生が必要になります。日本人は雑食のため腸が

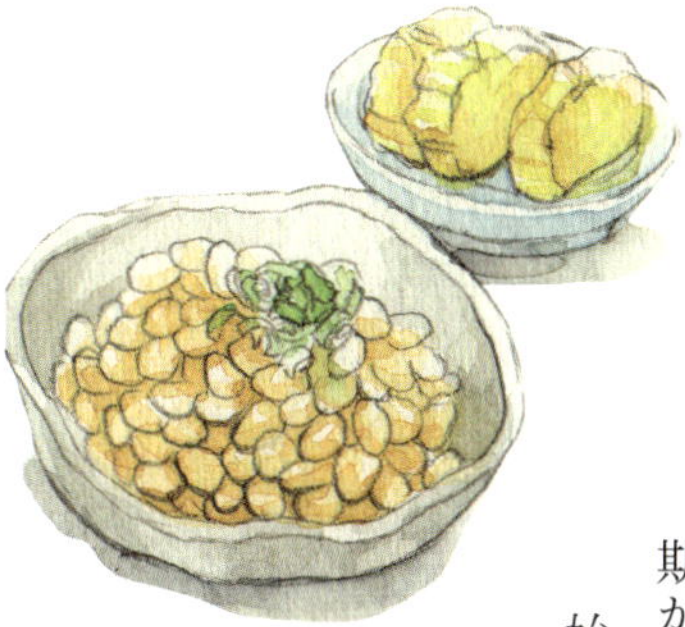

長く胃腸トラブルを起こしやすいので、この季節は特に胃腸に気をつけましょう。

腸を丈夫にするには、腸内細菌をしっかりコントロールすることです。湿気の多い日本では、ヨーグルトよりも、しょうゆや味噌、納豆、漬物などの発酵食品がおすすめです。糠漬けもよいでしょう。

ストレス太りも起こりやすくなります。この時期からダイエットを考え始めないと、夏の水着の季節には間に合いません。パーティーなどが続くので、立食のバイキングなどでは食べすぎに注意です。

逆にダイエットには効果的な季節になります。新天地での緊張感を保ち、腹の底のインナーマッスル（丹田）にも、グッと力を入れて、体をひきしめましょう。横隔膜をこれ以上は上がらないほど持ち上げ、骨髄までの円柱すべてをふくらませるように息を吸い、それからぺったんこになるまで息を吐き続けます。その時、頭は天から、足は地球の真ん中から引っ張られるようなイメージで、まっすぐ自分の軸を感じるようにします。

慣れてきたら、その状態で、ゆらゆら揺れても自分の軸がまっすぐに鋼のようにしっかりしていることを感じ取ってください。気が充実して隅々まで満ちていれば、余分な脂肪はとれてきます。ひとつひとつの細胞が生き生きすれば、若返ってこの季節の象徴である青春を取り戻せます。

体調管理

下痢と便秘を繰り返す過敏性大腸炎に注意が必要です。ストレスが原因となるので、まず皮膚粘膜を丈夫にするように肺金（はいきん）の養生をしてから、ストレス改善の肝木（かんもく）養生を行います。

毎日、朝日に向かっての深呼吸を欠かさず、添加物の少ない食生活を心がけます。香辛料も控えめにして、薄味が基本です。これだけでも、体質改善が可能です。

健康に生きるというのは、20歳の体に戻ることではありません。自分の年齢に合わせた健康や幸せに気付くことが大事なのです。春夏秋冬の季節の巡りがあるように、生老病死をさけることはできません。芽吹きのある春は25歳まで、50歳までが夏の盛り、75歳までの秋の実り、１００歳までに冬の仕度をして次の世代に伝える。このように過ごすことで豊かな実りある人生が送れます。

不眠症で、若いころのように熟睡できないと嘆く方がいらっしゃいますが、加齢とともに深いノンレム睡眠はとれなくなるので、これでよしと自分に折り合いをつけないといけません。秋には秋のよさがあるのです。春夏秋冬のすべてを嘗め尽くして人生を終わらせないと、人間としての一生を満喫できません。

漢方薬では「補中益気湯（ほちゅうえっきとう）」が有効です。消化機能の衰え、四肢倦怠感、夏痩せ、病後の体力増強、食欲不振などに効果があります。胃腸を上に持ち上げるので、胃下垂や痔や脱肛や子宮脱などにもよいのです。長引いた風邪や、精力アップに効き、気の巡りをよくするのでダイエットにもよく使われます。この処方の主薬は「黄耆（おうぎ）」というダイエットで有名な生薬です。

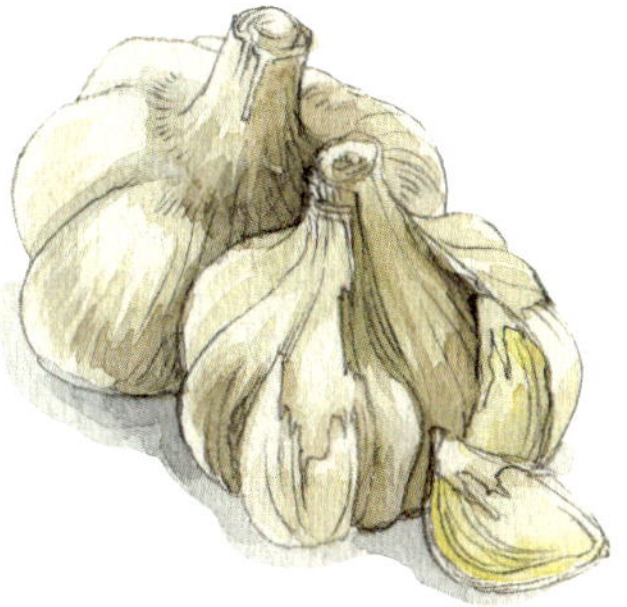

✤摂るべき食

にんにくは五行は脾土（ひど）に属し、熱性で瀉性・燥性の作用があり、冷え性、肩こり、頭痛、生理痛、むくみに効果があります。主成分のアリシンが独特の匂いとなり元気の源になります。熱性なので腫物や炎症部位のある人にはあまり向かず、摂りすぎは目を悪くすると言われています。瀉性なので下痢の続く人や、体力が消耗している人も用いないほうがよいでしょう。抗菌、解毒作用があり、薬味に向いています。肉料理や生ものと一緒に摂るのが効果的です。

レバーは五行は肝木に属し温性です。肝臓ですから肝木の春にはもってこいの食材です。肝臓強化、目の疲れ、こむら返り、肩こり、生理痛、貧血、不眠、ストレスなどによいでしょう。

鶏肉は五行は肝木に属し、春に合う肉です。脂身も少なくダイエットにも有用です。補気作用があるので、滋養強壮、体力強化に効果があります。

春に鶏肉を食すると体が丈夫になるので、過去の病気改善や現在の体質改善にも効果的です。胃腸に負担をかけずにコラーゲンもあるので、美肌にもよいでしょう。

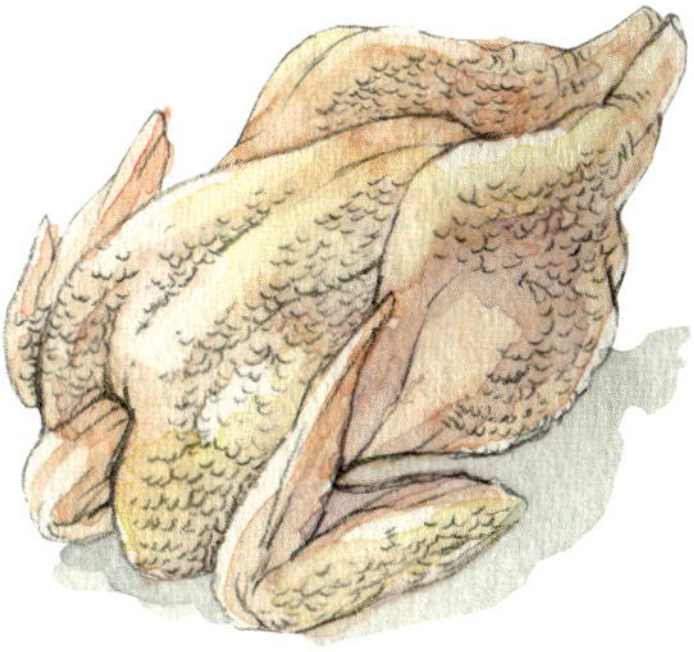

穀雨

こくう

（新暦で4月20日〜5月4日頃）

穀物を潤し育てる春雨の降る頃です。現代の暦では4月20日頃にあたります。

草餅の材料になるよもぎが取れたり、トルコ原生のチューリップ、華やかな春牡丹などが咲きます。

立春から数えて88日目の夜を八十八夜といい、この日に摘んだ茶を飲むと長寿になると言われます。八と十と八を合わせて米になるため、この日を縁起のいい農の吉日とし、農作業の目安にされています。

春の土用の時期と重なります。

✤心がけること

土用は土を掘り起こしてはいけない時期と言われ、この18日間には土木工事を始めないほうがよいとされます。すでに始めてしまっていることはかまわないのですが、まったく新しいことには着手せず、堅実に過ごす

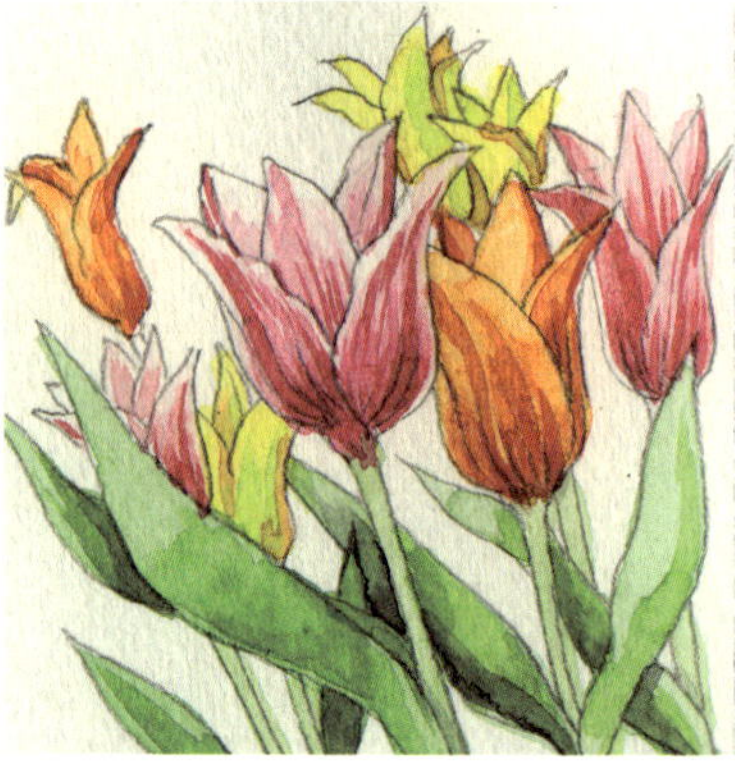

時です。コツコツと温厚にどっしりと構えたほうが、何事も上手く進みます。

何かと思い悩むことが多い時期です。湿気が多いとさらに気分が湿ってくるので、潤性の食べ物はなるべく避けます。乳製品は避けたほうがよいでしょう。肉と魚なら、魚のほうがおすすめです。リンゴとみかんならみかんのほうが燥性です。パイナップルは燥性と瀉性を持つので、酵素と食物繊維から便通もよくなり、精神的にも解放されます。

溜め込むことがよくない時期なので、カラオケなどでおもいっきり声を出すのもよいでしょう。鼻歌でも体から溜まったものを出す働きがあるので、考え込んだ時は鼻歌で発散します。

✤体調管理

春の土用なので食中毒など、胃腸をこわしたり、疲れやすくだるくなりがちです。花も咲いて、陽気がよくなるので、食べ物も腐りやすいのです。梅雨どきほど症状はでなくとも、季節の変わり目のこの時期は、食べ物が早く傷みやすく胃腸の抵抗力も落ちてきます。土用は真ん中を示します。人間の体の真ん中はお腹です。夏を迎える前、この真ん中の時期では胃腸の休息が大切です。

体の中で余分な水が滞ると、水毒と言って、むくんだり、だるくなった

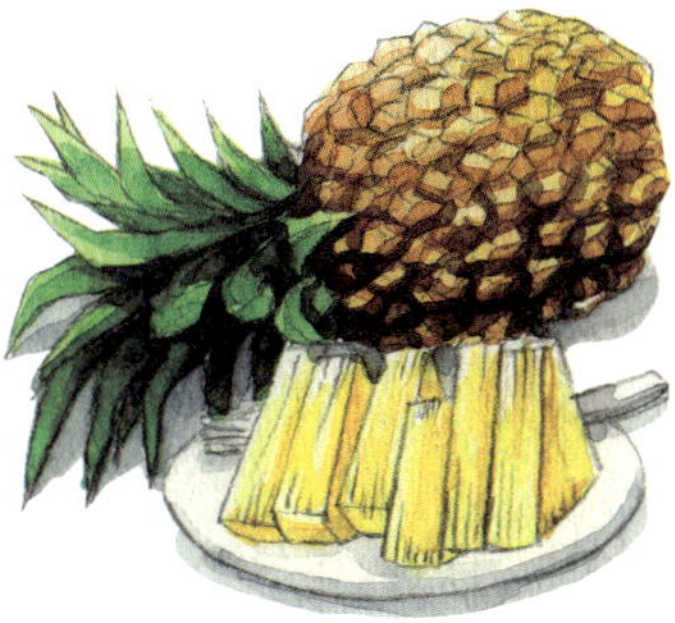

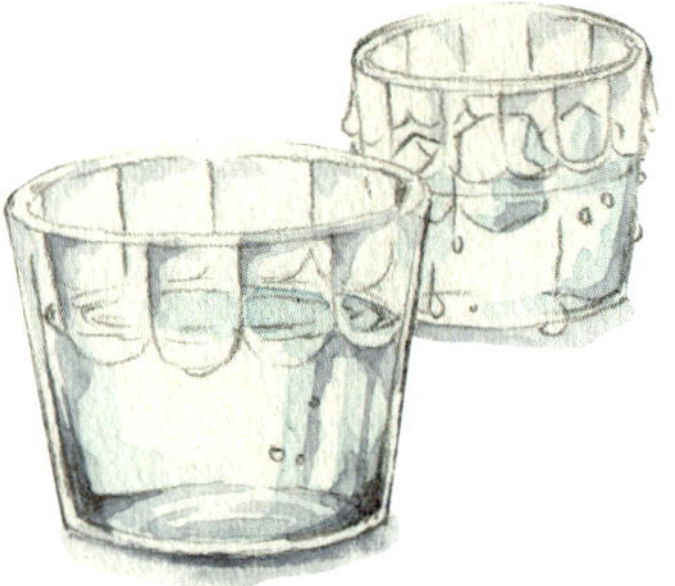

りします。「1日2リットルの水を飲もう」などという水飲み健康法がありますが、もともと日本は湿気が多く、体質も燥タイプより湿タイプのほうが多いので、水はほどほどでいいのです。

飲み物には氷を入れないようにしましょう。体温より冷たい食べ物や飲み物で体が冷えると、表面にほてりが出るのです。ほてりが炎症を生み、アトピーなどの皮膚疾患を悪化させやすくします。一度ほてると、さらに水が欲しくなるので体質を変えてしまうのです。特に春の花粉症の後の季節なので、アレルギー体質を深くしてしまいます。

アレルギーは動物の進化によって起こった病気で、哺乳動物独特のものです。病気も人の進化に合わせて変わっていきます。アレルギー体質は年々増えてきています。この原因の一つが、氷入り水のがぶ飲みといえるのです。冷たく甘いジュースや糖分の多い炭酸飲料が、キレやすい若者や急性糖尿病などを増殖させます。

漢方薬では「苓桂朮甘湯（りょうけいじゅつかんとう）」が有効です。めまいに非常に効果があります。めまいの原因は漢方では上半身の水毒と言われ、滞っている気血水の中の水の流れをよくする漢方処方です。茯苓（ぶくりょう）の「苓」、桂枝（けいし）の「桂」、白朮（びゃくじゅつ）の「朮」、甘草（かんぞう）の「甘」の4つの生薬からできています。

めまいのほかに、尿量の減少、ふらつき、息切れ、神経質、頭痛、ノイローゼ、動悸などが起こります。水毒は身体症状だけでなく、ノイローゼやうつの原因にもなります。

✤摂るべき食

よもぎは、寒性で消炎作用にすぐれ、止血にも用いられ、お灸でも使われます。五行は脾土(ひど)に属し、利尿作用があり、むくみをとります。漢方生薬としても艾葉(がいよう)として、血尿や生理過多、出血による貧血に処方されます。また黄疸にも効果がありイライラしやすい春に、よもぎ餅やよもぎ茶を摂る風習は理に適っています。

大豆は、イソフラボンとして、女性ホルモン類似作用で有名です。男女ともに更年期に効き目があり、いつまでも若々しさを保つためにも必要です。大豆は味噌やしょうゆや納豆の原料なので、これらを摂ることも効果があります。五行は脾土に属すので、胃腸を丈夫にして、肌をつるつるにします。また瀉気なので、イライラを抑え、うつをちらし、解毒、排膿、利尿の効果もあります。

蜂蜜は五行は脾土に属し、涼性で補潤の作用があります。ですから暑がりで疲れやすく、皮膚が乾燥する人にピッタリです。肺や胃を丈夫にして、便通をよくします。ただカロリーや糖分には気をつける必要があります。咳止め、腫物、虚弱体質を改善します。防腐効果にも優れ、古代ミイラの保存にも使われています。

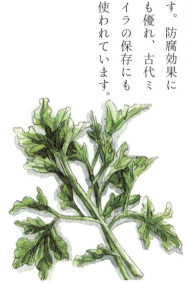

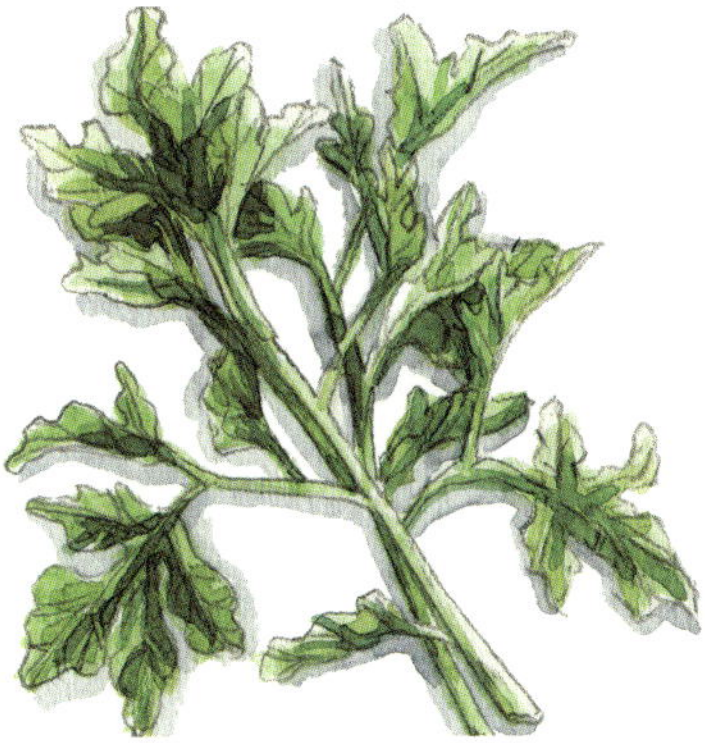

夏

夏は開花の時、
あらゆる草花が繁茂して成熟します。
方向は南、色は赤、真っ赤な太陽が
この季節を象徴します。
ゴーヤ、山菜のような苦味、
赤いトマトや玉ねぎなどを多めに食します。
急な運動はせず、
早朝の散歩などから始めましょう。
心臓に関係した経絡が流れている
小指のマッサージがおすすめです。
早寝早起きして
太陽の光に感謝しましょう。

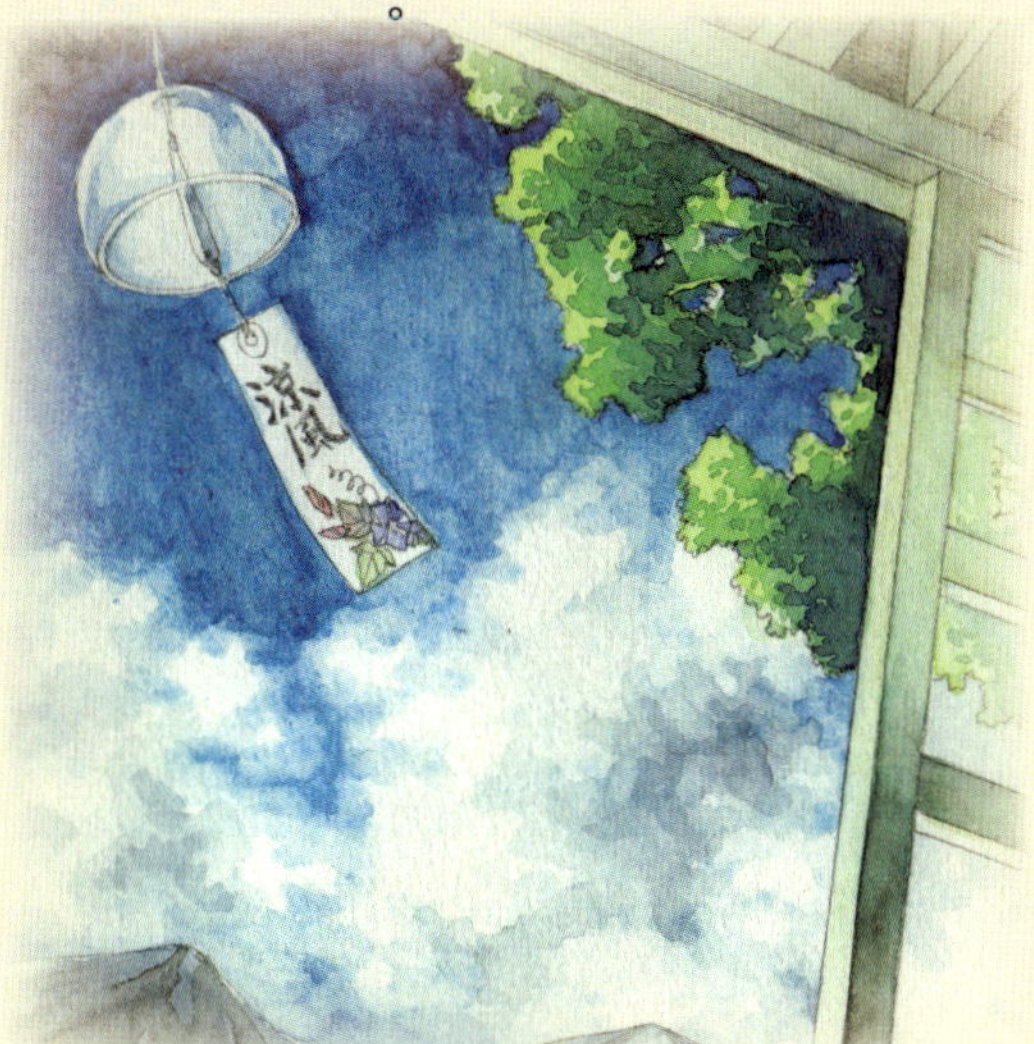

立夏

りっか

（新暦で5月5日〜5月20日頃）

次第に夏が近づいてきて、新緑がまぶしく、さわやかな風が吹く五月晴れの季節、現代の暦では5月5日頃にあたります。

5月5日は端午の節句、鯉のぼりの風習は江戸時代からあったようです。菖蒲湯（しょうぶゆ）に入り、柏餅を食べます。15日の京都の葵祭は平安時代から続く行事です。

緑も濃く、心地良い陽気でとても過ごしやすい季節です。田んぼに水が入りカエルが鳴き始めます。

✤心がけること

この時期が最も紫外線の強い季節となります。紫外線予防の乳液を塗るなど、肌の弱い人は対策が必要です。丈夫な骨を作るためには、1日1回は太陽に当たったほうがよいのですが、この季節は体がまだ夏になりきらず強い光に慣れていないので、用心が必要です。

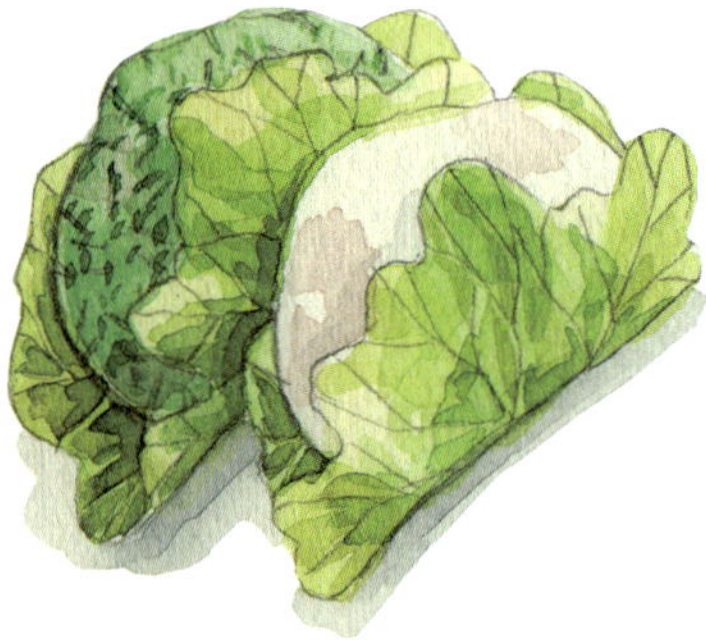

夏には早寝早起

きが肝要です。できれば日の出とともに起きるのが理想です。成長ホルモンは就寝から2時間後、夜中の3時前に分泌されるので、遅くとも12時前には寝るようにしましょう。立夏の日の出は5時くらいになります。

夏は自分の本領を発揮する時です。冬に育み春に芽吹いた活動を形に表します。できることは思いっきりやりきってください。今がピークの時期、力を出し切るべきです。長い年月をかけた計画を実行し形にするまで頑張りましょう。きっと花が咲くはずです。

✤体調管理

立夏を迎えると、心臓の働きが活発になり、動悸が起きやすくなります。この場合は漢方では補血といって、体の栄養を高め潤いが必要になります。動悸や不整脈があれば楽観せずに、大事になる前に検査をしてください。

頭のふらつきや物忘れも多くなります。頭にもしっかり栄養が届くように、漢方薬などに頼りながら、栄養価の高い食生活を心がけましょう。

この時期には小腸の動きも活発になってきます。インナーマッスル、いわゆる下腹にある下丹田を鍛える呼吸法が必要です。両眉の間を上丹田、心臓の下を中丹田、臍下三寸を下丹田といい、気を貯めるタンクのようなところです。丹田にぐっと力をいれて、息をおもいきり吐いてください。意識して呼吸を繰り返します。どんな体操も意識をもって行うことで成果が表れます。丹田呼吸をすれば、精気がみなぎってきます。

漢方薬では「当帰飲子（とうきいんし）」が有効です。冷え性で貧血による皮膚の乾燥やかゆみに効き目があります。分泌物のない慢性湿疹に向いています。心臓は血を送りだしますが、送りだす量が不足することで様々な症状が現れます。

顔色が青白い、貧血、栄養不足、虚弱体質、ダイエットのし過ぎで生理がなくなった、などといった場合におすすめです。

✤摂るべき食

この時期は赤い食べ物がおすすめです。クコの実は畑のルビーと言われ、栄養価も高く、漢方の古典『神農

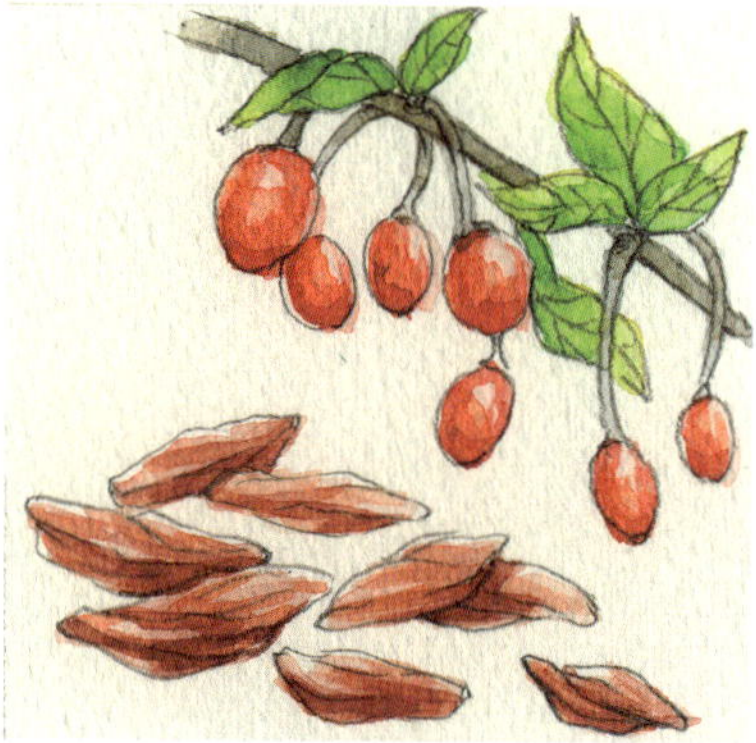

本草経』では上薬に属して、誰が食べても元気がでる食材です。

トマトは五行は心火(しんか)に属し、酸味で寒性なので、夏にピッタリの食材です。暑がりや高血圧の人によいでしょう。酒は熱性なのでトマトはつまみとしても有用なのです。涼血作用があり、血を綺麗にします。清熱作用もありますが、熱を加えた料理にすると寒性が減るので、冷え性や美肌に効果が期待できます。

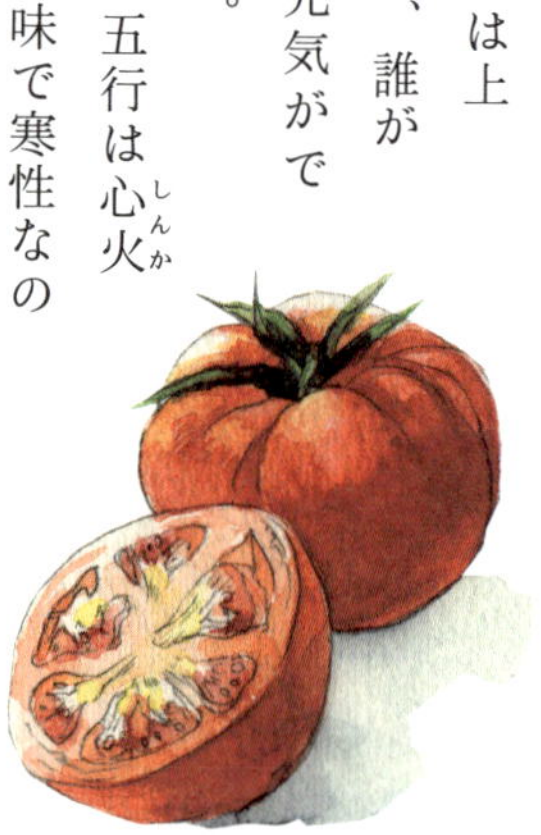

赤い色素成分リコピンの抗酸化力は最近注目されています。ベータカロチンの2倍の効果があると言われ、シミ、しわ、ダイエット、若返りな

どに効き目があります。

海老は、甘味で温性、体が温まる作用があります。だから冷え性の人は涼性の蟹よりも、海老を食べるべきです。五行は肝木（かんもく）・心火・腎水（じんすい）に属すので、精力欠乏を改善し、催乳を促し、強壮効果も持ちます。夏の栄養補給に、さしみでも汁物でも冷え性傾向の人にはよい食材です。また補気作用に優れているので、どの季節でも栄養や精力補給におすすめです。

珈琲は、苦みで体を温める作用があります。五行は心火に属すので、強心剤にも目覚ましにもなります。脾土（ひど）にも属し、体の水はけをよくするので、むくみをとり、利尿効果もあります。

気をつけなければいけないのは、升性が強いので、のぼせやすく、興奮して寝付きが悪くなることがあります。嗜好品として常習性が強くなると、肌の乾燥やほてりを生み体質を乱します。風邪薬やアルコールと併用すると、カフェインが血管や心臓に悪影響を及ぼすことがあるので、注意が必要です。

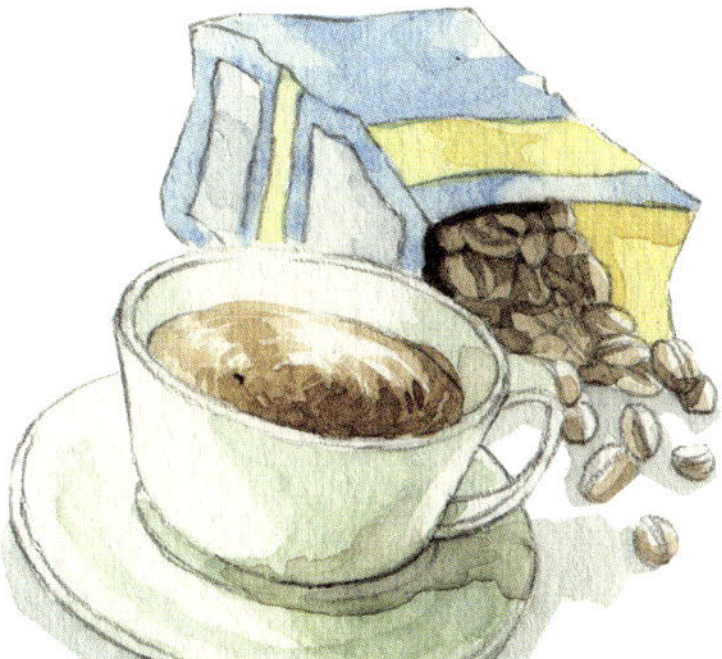

小満

しょうまん

(新暦で5月21日〜6月5日頃)

命がしだいに満ち満ちていき、草木が天地に茂って気温も上がってきます。現代の暦では5月21日頃にあたります。

蚕が桑の葉をいっぱい食べて育ち、紅花がいちめんに咲き、麦の収穫の季節です。

浅草の三社祭は5月末、6月に入り夏服への衣替えの時期でもあります。

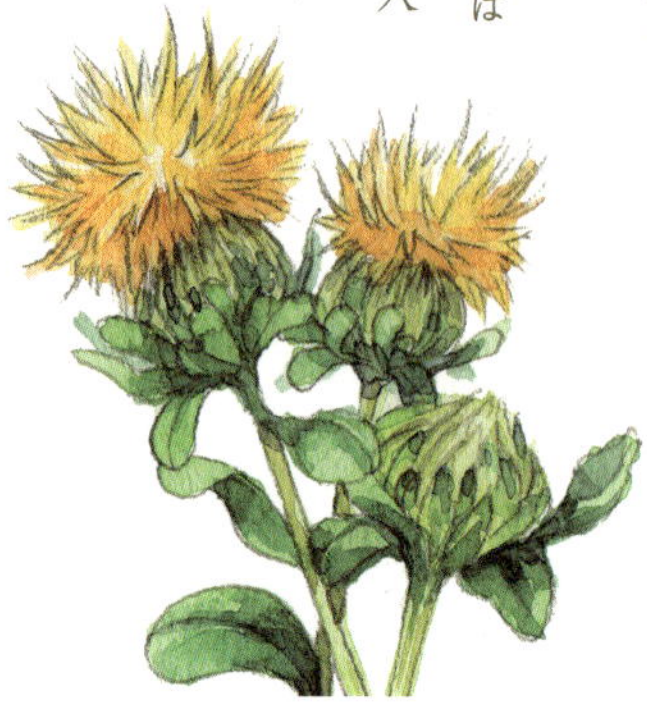

✤心がけること

太陽や血液の燃えるような赤が、この時期のキーポイントになります。赤い食べ物や赤い持ち物を利用しましょう。この色を仕事で意識的に用いたり、洋服、持ち物、インテリアに取り入れると運気が増します。南の方角に、赤い飾り物を置くのもおすすめです。旅行の方角も南がよいでしょう。

南を向いてお願い事をすると叶いやすくなります。夏の満月の夜中12時の南中時から始めてみましょう。満月の日は、気持ちをコントロールしにくくなるので、この日までに心をうまく解放してリラックスしておく必要があります。

老化の指標として、「骨年齢」「血管年齢」「腸年齢」の3つが重要と言われます。血管を丈夫にするのも、老化させるのも、この季節の養生が大切です。血液の質を高め、血管壁や血管の管そのものを丈夫にします。

病院の降圧薬などを飲んでいる方は気をつけてください。血管に負担をかけている可能性があります。アルコールやカフェインの量などにも注意してください。偏った食事、糖の過多も老化の一歩です。体質は改善できても、管を若返らせるのはとても難しいのです。

暑くなると息切れがちになります。血管が広がって肺の働きが追いつかなくなるのです。この場合は、ゆっくり息を吐きだします。すべて吐ききらないと肺の隅々の酸素が入れ代わりません。呼吸は吐くほうが先なのです。全部出しきってから、綺麗な空気を吸いましょう。

日をあびて輝くには体力が必要です。焦らず体力作りを行いましょう。

体調管理

本来、笑うことは健康によいのですが、この時期、笑いすぎは心臓を疲れさせるので注意が必要です。加齢とともに大笑いや笑いつづけには注意しましょう。しかし、まったく笑わないのも

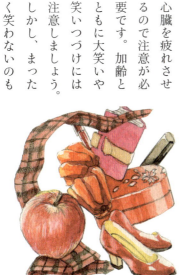

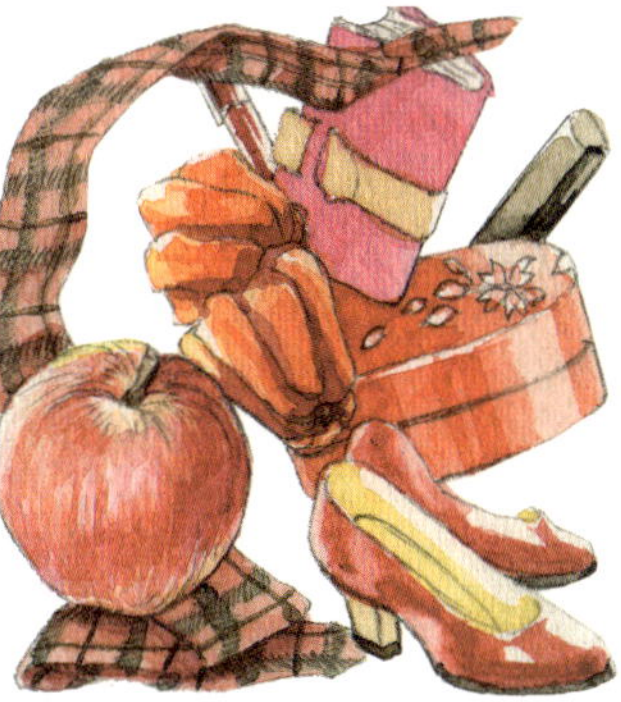

精神状態を損ねます。楽しいから笑うのでなく、笑顔を作ってみると、逆に気分が楽しくなってくるものです。

動悸を感じた時は肩甲骨周りの滞りを流してあげるのです。この時もしっかり心臓のまわりの筋肉を動かすことを意識してみましょう。実は病の多くは、自分自身で治せるのです。

病院での精密検査は必要ですが、大きな病気の心配もなく特に原因がわからない不調は自分で治癒しましょう。

まず両手をこすって、調子の悪い部分に手を当てるのです。手のひらからエネルギーを注入するイメージを描きます。その際に治りたいと真に願うことです。筋肉は心をもっています。筋肉に「大丈夫だよっ」と、信じこませることが大切です。

漢方薬では、「当帰芍薬散（とうきしゃくやくさん）」が有効です。痩せ、なで肩、冷え性、貧血、疲労、更年期、めまい、肩こり、生理痛、生理不順、不妊症、慢性腎炎、つわり等に効果があります。

補血と利水の効果があり、むくみやすい女性の多くにおすすめできる処方です。妊娠中も安心して服用できます。

✤摂るべき食

玉ねぎは、辛味で温性なので、体を温め気分を明るくします。五行は心火（しんか）に属するので、ストレスやうつ病や不眠症、心臓病に効果があります。血液のめぐりをよくして、肩こりや首のこりに効き、頭をすっきりさせるので、パソコン・携帯に没頭する現代っ子には、ぜひ食べてほしい食材です。熱を加えた調理のほうがエネルギーが増すので、脳にはよいでしょう。高血圧や糖尿病にも有

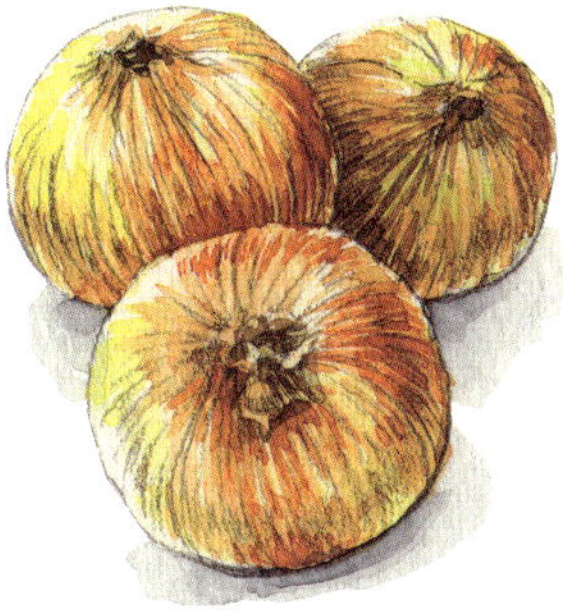

効で、硫化アリルが血をサラサラにしてくれます。

苦瓜は、苦味で寒性、代表的な夏の食材です。五行は心火と肺金（はいきん）に属し、夏バテ予防や除熱によって、疲れた心臓や肺を元気にします。鎮静作用もあるので、いら立ちを沈め高血圧や滞りを治します。消炎、解毒、視力強化にも役立ちます。熱帯夜の不眠にも効果があります。

スイカは、夏の風物詩。甘味があって、寒性で瀉性なので、体熱の発散や利尿などの効果があります。日射病や熱射病にも有効です。高血圧の体質改善にも効き目があります。五行は心火と脾土（ひど）に属すので、冷房に頼らず体温を整えます。逆に寒性で瀉性ですから、冷え性の人には向きません。

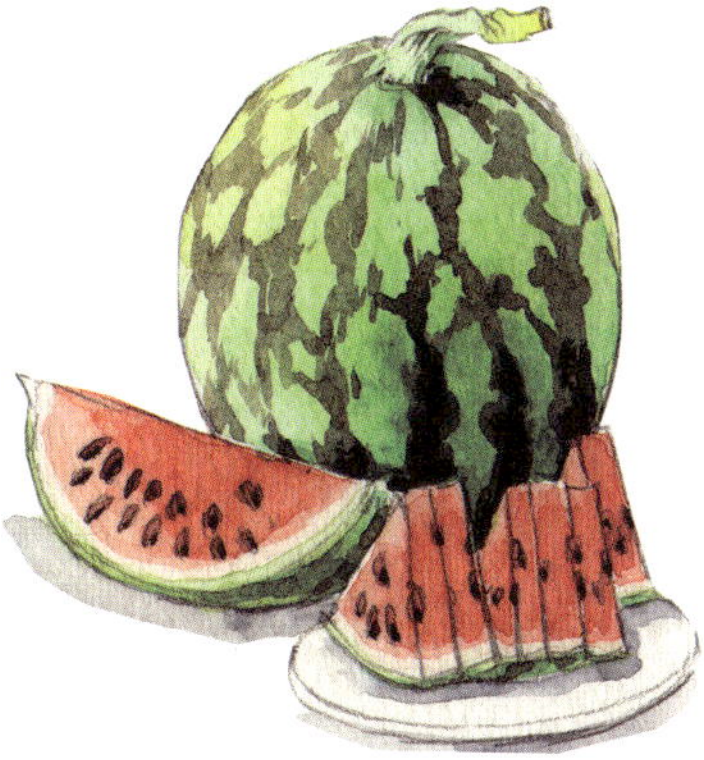

芒種

ぼうしゅ

（新暦で6月6日〜6月20日頃）

芒とはイネ科の穂先の針のような突起のこと。麦が黄色に実って、麦秋を迎え、それを刈り取ってからその後に苗代で育った稲を田に植える時期です。数本ずつ束ねた苗をひとつひとつ手で植えます。現代の暦では6月6日頃にあたります。カマキリが生まれ、蛍が飛び交い、梅の実が熟して色づくころです。しとしと雨降りが続き、梅雨が始まります。

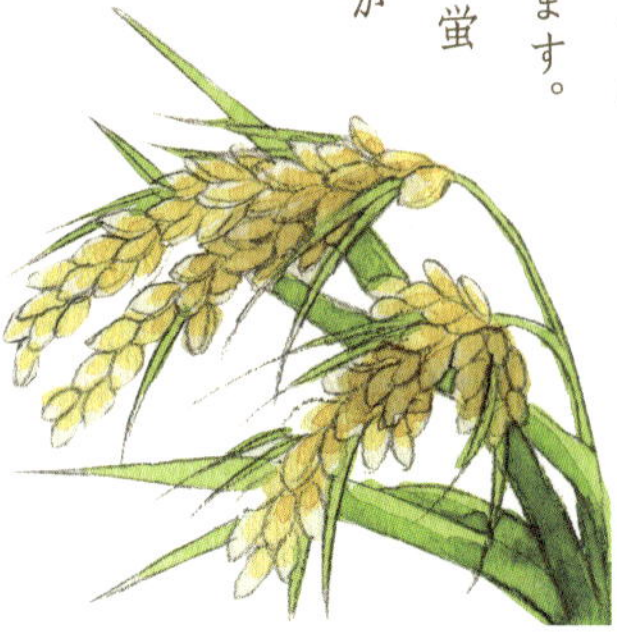

✿心がけること

五行を絵で表すと、大地にミネラルの鉱物があって、川が流れ、木があって、太陽に照らされている、といった図になります。土、金、水、木、火のうち、太陽だけは地球にないものです。人間の体でも、肌肉の上にミネラル・水・木が存在していますが、火は身の中にはありません。

春に芽生えたものが繁茂し、実りをつける夏ですが、この季節は人間離れしたものを表す時期です。夏は芸術や文化、楽観的、自由奔放という意味を持ちます。周りの空気を読まずに自由気ままに過ごすのがよい時期です。

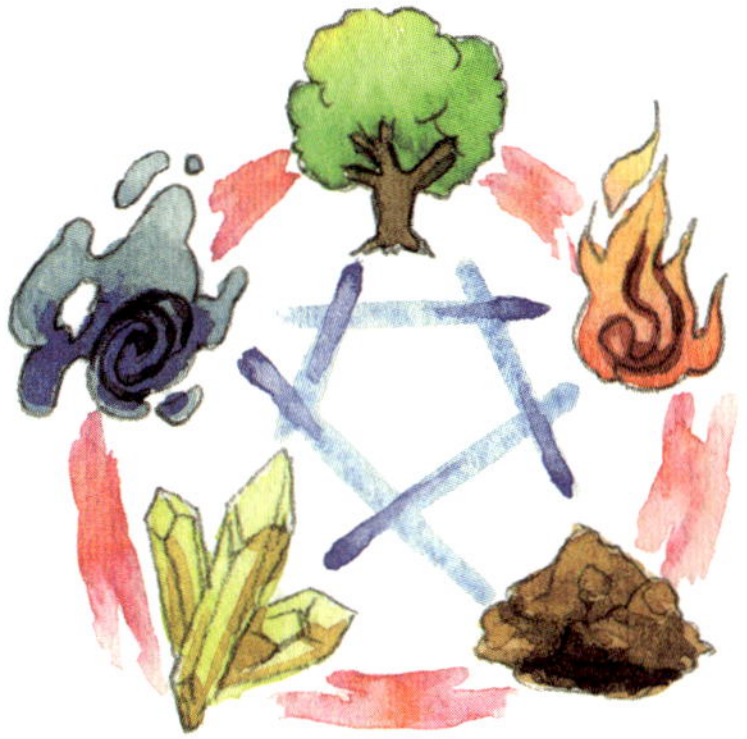

ですから、この季節に自分を思いっきり花開かせるには、周りの意見など聞く必要はないのです。思うままに、どんな仕事でも自分の独自性を出して前に進むべきです。

太陽の光や血液が全身を巡るように、物事を伝達することに関係の深い季節です。ですから、自分の思ったままを愛情をもって伝えることです。それが、人の心を打つことになります。

✤体調管理

汗がたくさん出る季節ですが、毛穴が閉じて汗が出にくいと、ニキビになったり毛根が脂性になり髪の毛が抜けやすくなったりします。肌トラブルに限らず、熱が内側にこもるので、内臓に炎症を起こしたり肝臓が腫れやすくなったり、こもった熱で抵抗力が落ちて風邪をひきやすかったり、口内炎を起こしたり、動悸や息切れを起こしたりしがちです。

気血の流れの道筋を正経十二経絡で考えると、心臓に関係するのは少陰心経と太陽小腸経で、共に手の小指を通ります。ですから夏の心臓を整えるには、小指のマッサージが有効です。胸が痛いとか不整脈を感じる時も同じです。手首の内側から指4本分上にある「内関（ないかん）」というツボも重要です。体の内側のツボは、さわるかさわらないかぐらいのソフトさで気をいれます。これで不安な気持ちが落ち着きます。

　暑い時にはシャワーで済ませがちですが、こういう時期こそきちんと首まで風呂につかるのが大切なのです。汗をかきましょう。体表の汗だけでなく、体の奥からの汗が特にこの時期には必要です。足湯や半身浴も効果的です。汗は体温調節や血液の循環に重要な役割をはたします。また風呂に入ればリラックスできます。物事が動く忙しいこの時期にこそ、リラックスタイムが必要なのです。

　漢方薬では「桂枝茯苓丸（けいしぶくりょうがん）」が有効です。血液改善の標準的薬方です。冷え、のぼせ、生理痛、更年期障害、頭痛、めまい、肩こり、痔、などの血の滞り全般を解消する代表的漢方薬です。血液の流れをよくするので、この季節には欠かせません。

　また漢方では、一度交通事故や手術をした人は、必ず瘀血（おけつ）（血行障害）があると考えます。体のどこかに滞りがあれば、イライラや痛みや冷えが起こります。事故にあったら、すぐにこの漢方を服用しましょう。早ければ早いほど、体は瘀血を作りにくくなります。子宮筋腫にもよく使われます。

　男性も手のひらや唇や歯茎が紫色の人、左右のバランスの崩れている人に効果的です。瘀血という概念は、漢方の中で最も優れた表現だと思います。事故やけがを、体は覚えています。自分に瘀血症状があるかを見極め、「桂枝茯苓丸」を服用しましょう。

✤摂るべき食

　きゅうりは、五行は心火（しんか）に属し熱を抑え利水作用があります。最近は水分補給に優れているということで、スポーツの際に食されることも多いようです。きゅうりパックなどで外側から腫物や炎症を治したり、夏のほてりを内側からも改善します。むくみにもよいのでダイエットにも有効です。

らっきょうは、辛味で温性なので、気や血の巡りをよくします。冷え性や気分の滅入りやすい人にもおすすめです。五行は脾土(ひど)と肺金(はいきん)に属すので、消化をよくしたり、風邪予防になります。気を上から下におろすので、イライラを解消して気分が落ち着きます。また散血作用もあり、事故やけがの後に食べるとあざが早く治ったり、瘀血(おけつ)にならずにすみます。大病の影には必ず瘀血があると言われています。

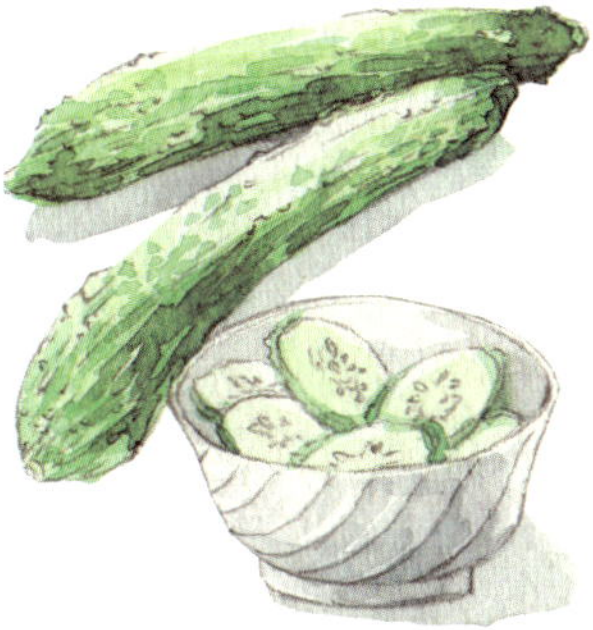

蕎麦(そば)は、五行は脾土に属し瀉気なので、むくみやのぼせやうつを治し、イライラを解消します。不眠にも効果的です。涼性なので、冷えの強い人の食べすぎはいけません。生姜やネギ、わさびなどの薬味や暖めるものと一緒に食べましょう。蕎麦の成分ルチンはビタミン様物質と言われ、血管収縮作用、毛細血管の透過抑制作用、毛細血管壁を強くする効果があり、脳出血の予防に効果があります。

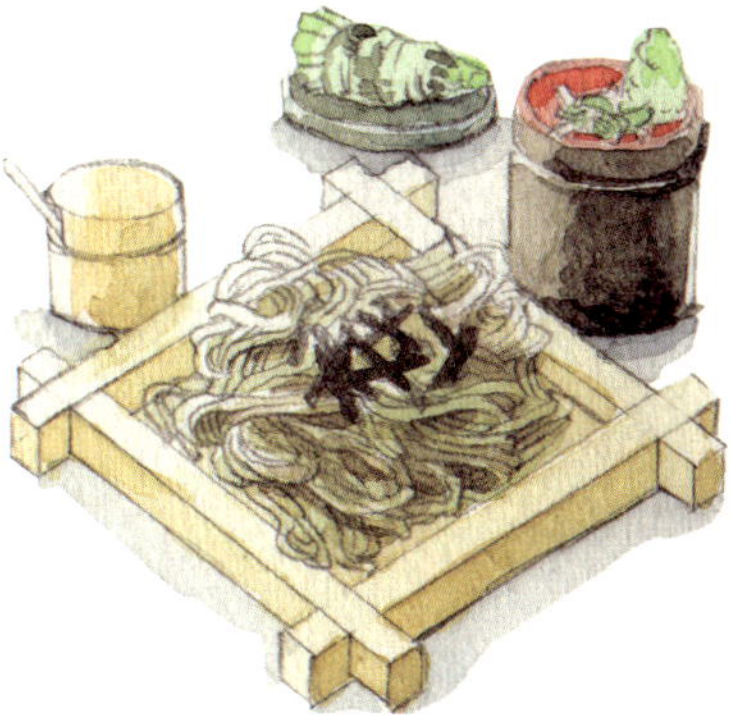

夏至

げし

（新暦で6月21日〜7月6日頃）

夏至は北半球では1年で昼が最も長く、夜が最も短くなります。現代の暦では6月21日頃にあたります。日本では梅雨の最中で、日照時間がそれほど長くないため、昼が最も長いとは感じにくいでしょう。夏枯草（うつぼぐさ）はこのころに紫だった花穂が枯れて黒ずみ始めます。夏枯草は煎じる薬草として有名です。

半夏（からすびしゃく）が生えはじめ、夏至から11日目を半夏生（はんげしょう）といい、この日までに田植えを終えるべきとされています。6月に夏越しの祓（はらい）、12月に年越しの祓があり、神社で茅草で作った茅の輪くぐりを行います。あやめが花咲く頃です。

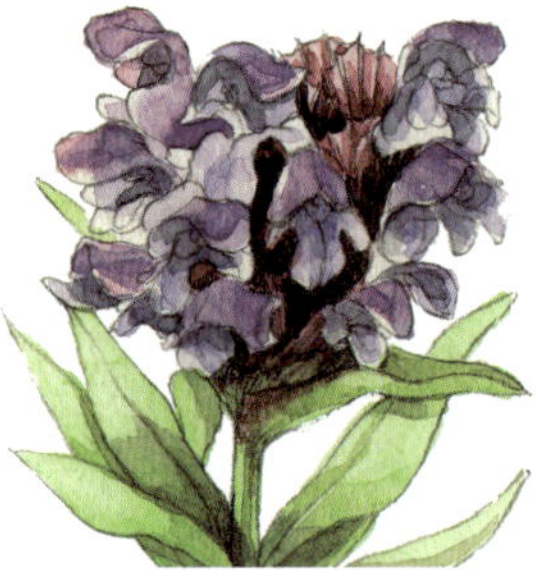

✤心がけること

四季をバイオリズムで描くと、最も頂点の陽気盛んなころです。月でいうなら満月。すべてが満ちて、これからデトックスしていく時です。骨盤が最も緩む時期なので、骨盤調整が効果的です。

腰を時計回り、反対回り、八の字に回し調整します。骨盤回りには、体幹を作るインナーマッスルや、直立歩行の基本になる仙骨があります。

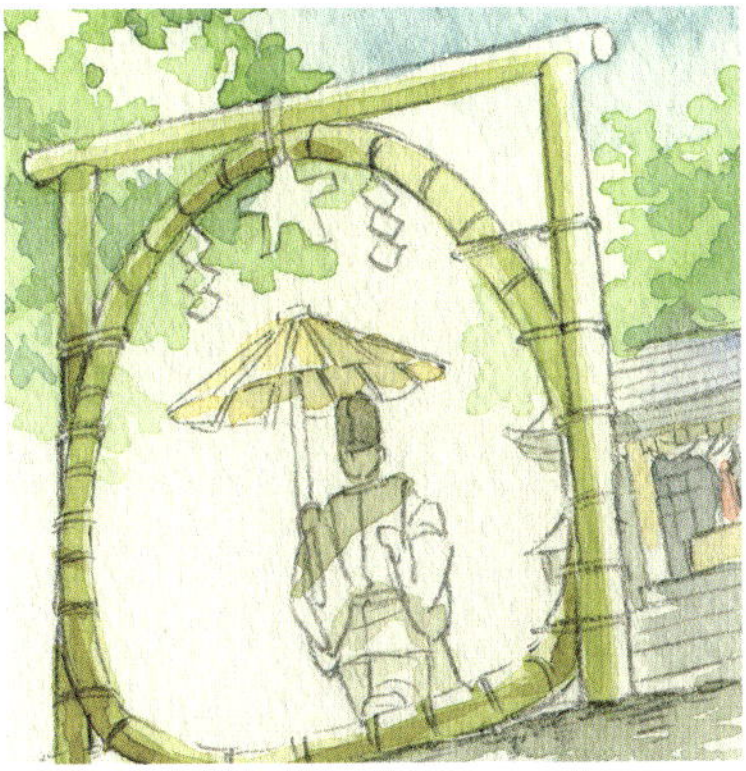

頂点に達してこれから次の流れを迎える、そんな時には神仏に素直な気持ちで感謝を伝えましょう。今生かされているそのことに感謝すべきです。夏越しの祓(はらい)もして、デトックスします。邪をどんどん払う、部屋の断舎離もいいですね。まず捨てていかないと、よいものも入ってきません。

気の充実がキーになります。旅行に行ったり、コンサートでパワーを得たり、お祭りで盛り上がったりなど、自分なりの気の高揚法を見つけてください。気が血を動かします。逆に気の不足は血の滞りにつながります。

呼吸法も気の充実に効果があります。呼吸に鼻と口をどのように使うか、鼻で吸う吐く、鼻で吸って口で吐く、口で吸って鼻で吐く、口で吸って口で吐く、この4パターンが考えられます。口で吸って鼻で吐くと「情熱」が、鼻と鼻は「愛」、鼻と口は「浄化」、口と口は「自由」が得られます。電車の中でその日の気分で一番しっくりする呼吸法を試してみましょう。

✤体調管理

この時期は不眠、多夢、精神病にもなりやすいので、瀉が重要です。嫌なことも捨てて忘れるのです。過去は過去、すでに過ぎた出来事、感情です。精神の病の方は夏至の過ごし方が非常に重要です。この時期にできるだけ改善に努めるべきです。

高血圧や心筋梗塞などの血管系の循環器病にもなりやすいので、血液の栄養と血管壁を丈夫にするような食生活を続けます。健康食品では、ミミズからとるルンブロキナーゼが、脳梗塞の後遺症の改善で有名です。食材だとサフランや紅花、いか、玉ねぎが有効です。

血管壁の強化には、フランス海岸松が効き目があります。食材には、元気にしたり血を増やすものは多くても、血の流れをよくするものが少ないので、まず栄養を取ってから、その流れをよくするためのストレッチや体操などが必要です。

漢方薬では「黄連解毒湯（おうれんげどくとう）」が有効です。のぼせ、鼻血、脳出血、高血圧、ノイローゼ、アトピーなどによい処方です。黄連（おうれん）・黄柏（おうばく）・黄芩（おうごん）・山梔子（さんしし）の4つの生薬からなる処方なので、普段の食事や漢方薬に追加しても作用がはっきりわかって使いやすいです。

清熱涼血でいらいらや不眠、のぼせによる耳鳴りや頭痛や鼻血など、夏の熱中症やモヤモヤ、日焼けや食べすぎにも気軽に少量服用できます。

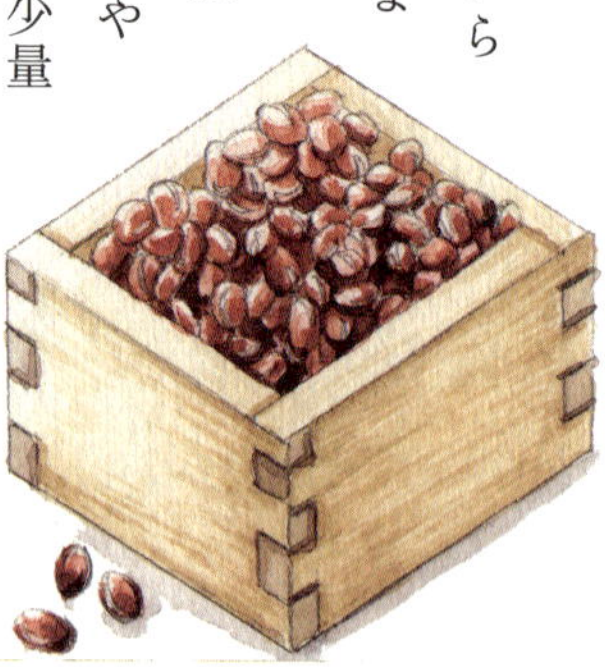

✤摂るべき食

あずきは、平性なので暑がりでも寒がりでも誰でも常食できます。五行は心火（しんか）に属すので、心穏やかにストレスが改善できます。特に夏食べれば、心臓にもよいのです。体の中の水分代謝をよくするので、尿の出方や腫物を治し、むくみや下痢にも効果的です。散血作用もあるので、充血を治し解毒にもなり、目や痔の充血やダイエットにもよいのです。

茶は、種類によって多少違いがありますが、苦甘味で微寒性、瀉気作用があります。ひどい冷え性は、量を加減し温かいお茶を飲みます。五行は心火・脾土に属すので、消化を助け、咽喉の渇きを抑え、解毒作用もあります。さらに、のぼせをとり、イライラをおさえます。夏の水分補給にはお茶が最適です。ミネラルを摂るにはプーアル茶、脂の分解にはウーロン茶、抗酸化作用のあるカテキンやビタミンCを摂るには日本茶です。

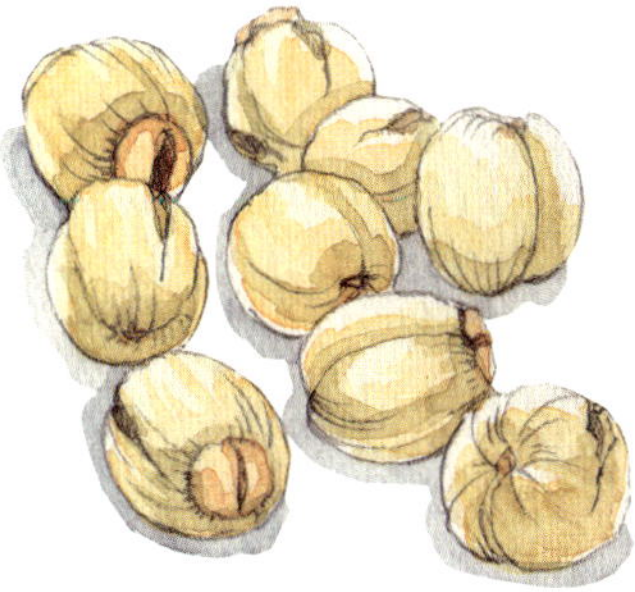

羊肉は、マトンやラムと呼ばれ、五行は心火・脾土に属します。甘味、熱性で補気血の作用があります。夏の滋養に羊肉は効率のよい食材です。強壮、養血、栄養、興奮、元気をつけます。頻尿や貧血も改善します。

蓮の実は、白い実で精神の安定によい食材です。収斂作用があるので、下痢を止めたり、寝汗を止めたり、不眠やいらいらの改善に効果的です。甘味で温性、五行は心火・脾土・腎水に属します。よく煮込んで、スープにしたり、蒸して食べてもよいでしょう。

小暑

しょうしょ

（新暦で7月7日〜7月22日頃）

夏の土用に入る手前で、梅雨が明けて少し暑くなってきます。現代の暦では7月7日頃にあたります。小暑から立秋までにだすのが暑中見舞い、立秋をすぎると残暑見舞いになります。7月7日の七夕は、五節句の一つで、織女星と牽牛星と天の川が見頃になり、願い事を五色（五行説の緑・紅・黄・白・黒）の短冊に書きます。7月9日は浅草寺のほうずき市、13日は迎え火、15日はお盆、16日は藪入りで嫁入り先からお嫁さんが、奉公先から女中が実家に帰れる休日でした。21日頃から土用入りし、この丑の日に夏バテ予防にうなぎを食べます。

✤心がけること

この季節からやっと実感として、本格的な夏の到来を迎えます。太陽・地球・月の動き・潮の満ち引きも転換期を超えて、体もやっと夏の状態になってきます。地表が温まるのも夏至から少し遅れるよ

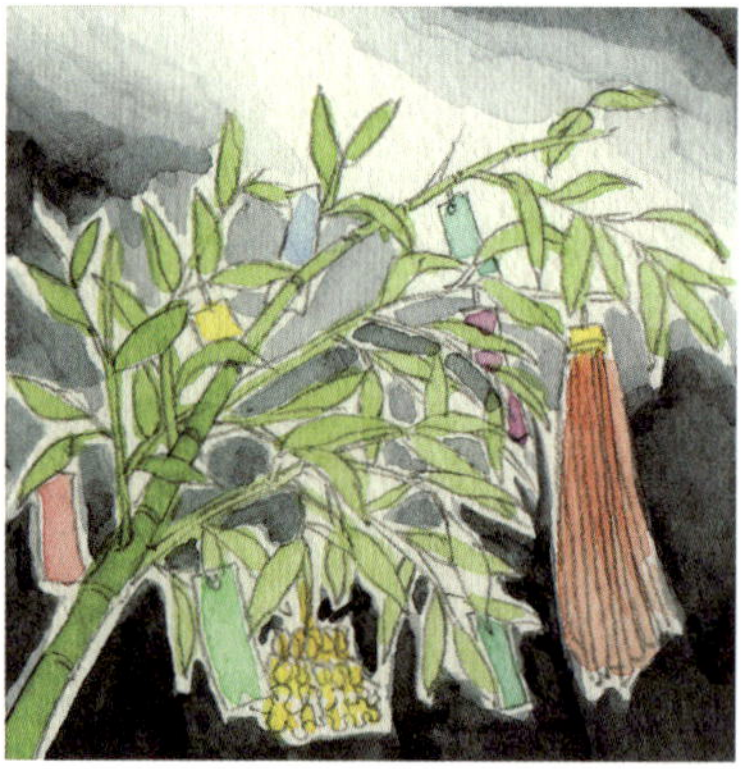

うに、体も今頃から夏を感じます。

　土用が近づくことで夏の疲れが肌肉に現れやすい時です。顔のたるみや深くなる豊齢線の予防をしましょう。梅雨の湿気が体の中に残るため、むくみや水の滞りによってめまいやだるさを覚えます。顔は敏感な部位ですから、ポンポンと指先でたたいて刺激するだけで、効果はでてきます。顔の表情をいろいろと変えたり、指を口の中に入れてマッサージしてもよいでしょう。

　朝に枕の跡が顔に残ったりしやすい人は、逆にすぐに治る体質でもあるので心配する必要はありません。

　土用は年に4回ありますが、夏の土用は陽から陰に変わる時で、例えば金持ちから貧乏生活に入るように転換期を迎えます。

✤体調管理

　この時期は筋力が低下しやすくなるので梅雨開けには散歩などがおすすめです。紫陽花の残りや見事な古代蓮、ニッコウキスゲやリンドウ、コスモスなど、美しい花々を愛でることは、精神の浄化にもつながります。

　また迫ってくる猛暑の前に、スポーツやトレーニングを行ってしっかり筋力を保つべきです。「骨格が自分自身、筋肉が心、内臓が魂」と言わ

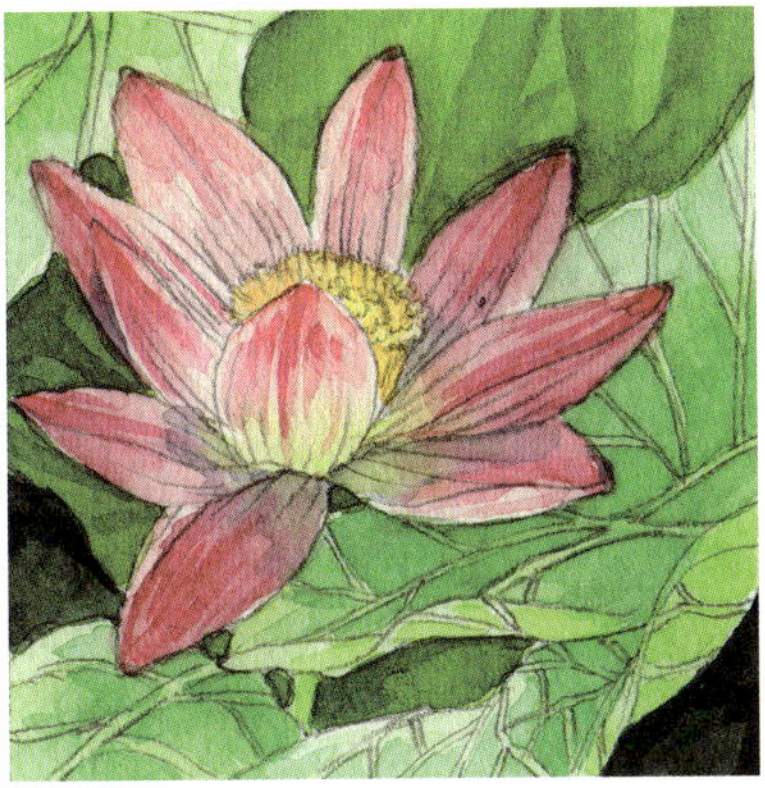

れます。筋肉には昔の感情が記憶されているとされ、筋肉をほぐして憎しみや哀しみの感情を解放してあげるのです。内臓は過去からの因縁を含みます。

骨格は自分自身、歪みも自分を表しています。ぜひ筋肉をほぐして心を解放しリラックスさせましょう。体の中心のインナーマッスルを鍛える場合は、楽しいことを考えながら行うと、より効果が現れます。「人生は楽しい・ラッキー・素敵」と思い込めれば、本当に人生が明るく前向きでハッピーに変わっていくものです。「筋肉は心」であることを、ぜひ忘れずに体を動かしてください。

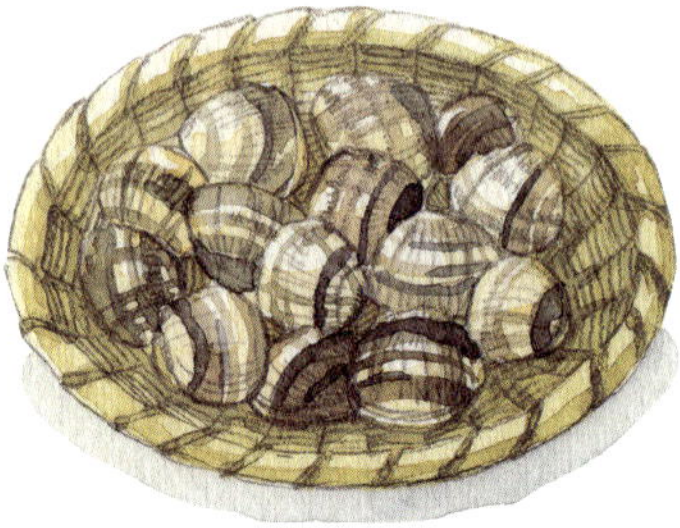

漢方薬では「五苓散（ごれいさん）」が有効です。むくみや二日酔い、下痢、吐き気、めまい、胃内停水、暑気あたりに用います。代表的な利水剤で、体内の水分の代謝異常を治癒するので、むくみやお腹のふくらみ、汗かき、下痢、尿の出にくい人、口の乾きなどに効果があります。頭痛や糖尿、ネフローゼにも有効です。やや冷やす傾向があるので、長期服用の場合は、ほかの処方と合わせたり、体質によって調整しましょう。

✤摂るべき食

夏の土用の体調不良には、昔から「うなぎ」と決まっていますが、実はこれは江戸時代に平賀源内が商売に困った鰻屋を助けるために仕掛けたイベントだと言われています。しかし実際にうなぎはこの時期には万能な食材です。丑の日には

「う」のつく食べ物、うり・うなぎ・うどん・烏骨鶏などがいいと言われます。土用は脾が弱るので、貧血にもなりやすく、精のつくものを食べましょう。うなぎ・肉・魚・くこの実・なつめ、ひじきやほうれん草、レバーなど、この季節は補血が誰でも必要なのです。

また、うなぎは温性で五行は肝木（かんもく）と腎水（じんすい）に属し、春と冬に食すると体調をさらに改善します。補気作用があるので、元気のない時や体力の落ちている時に最適な滋養強壮です。

潮干狩りシーズンになりますが、あさりもこの時期によい食材です。平性で五行は脾土（ひど）に属すので、栄養の偏りを正し、脚気の治療になります。利尿作用があるので、むくみ改善や飲酒の酔い予防にもなります。神経痛や黄疸にも昔から効用があるとされています。酒蒸しやボンゴレなど様々な料理に取り入れてみてください。

かれいは、甘味で温性、補気作用があるので、気持ちを元気にして、テンションやモチベーションを高めてくれます。五行は脾土に属すので、胃腸を丈夫にし栄養不良を治します。肌艶をよくして整えるので、ダイエットにも、逆に痩せている人をふくよかにする作用もあります。

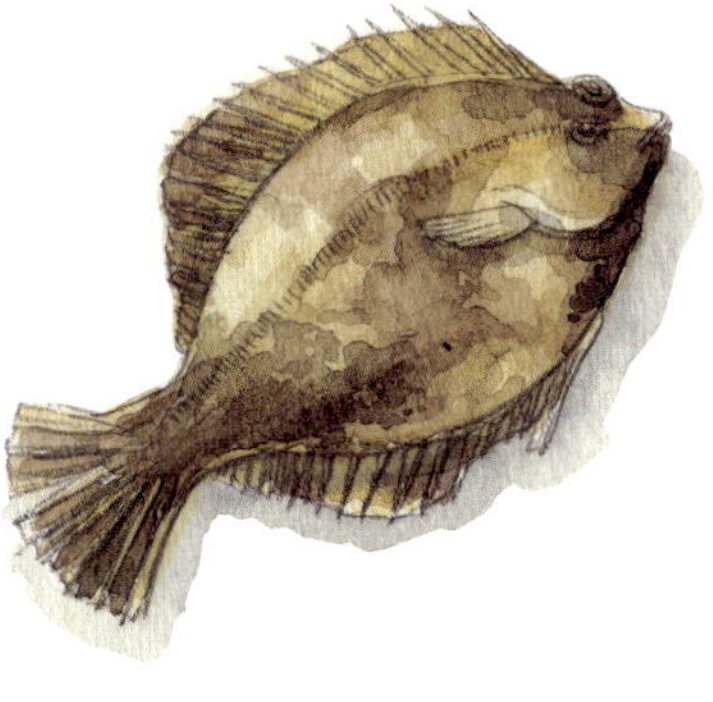

大暑

たいしょ

（新暦で7月23日〜8月6日頃）

一年で最も暑い時期で、真夏日や熱帯夜が始まるのもこの頃です。現代の暦では7月23日頃にあたります。7月最終土曜の隅田川花火大会を筆頭に各所で花火が上がります。花火といえば浴衣ですが、平安時代の沐浴の湯帷子（ゆかたびら）が原型と言われ、安土桃山時代の湯上り着が、江戸時代には庶民の衣類に変わっていきます。

8月1日から7日が弘前ねぷた。2日から7日が青森ねぶた。3日から6日が秋田竿燈まつり、と東北地方のお祭りが続きます。蛍やクワガタやカブトムシ、昆虫たちが夏を彩ります。

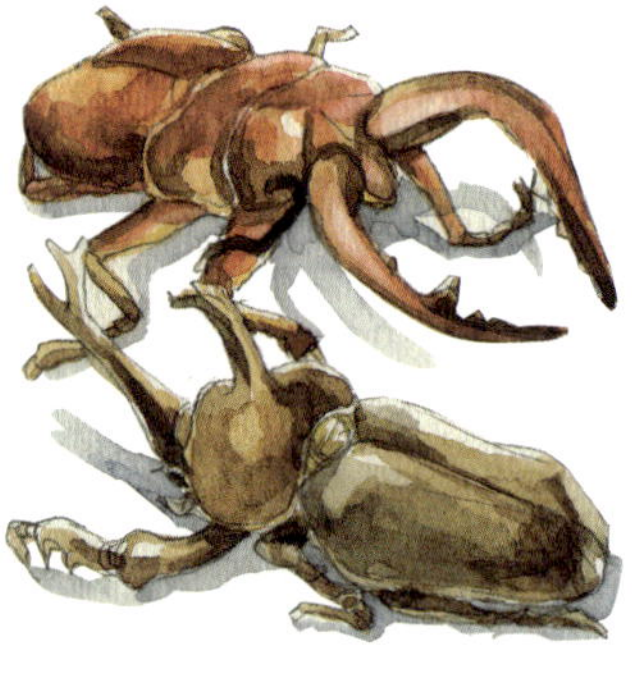

✤心がけること

年に4回ある土用の中でも、一番重要な土用になります。ものごとの起承転結を「生長化収蔵」で表すと、春・夏・土用・秋・冬の順番になります。

夏の陽から秋の陰に変わるということは、豊潤から貧窮生活に変わるのが難しいように、陽から陰の生活に変化するには、大変な努力を必要とするのです。

この土用の時期は、土いじりや土起こしをせず、なすがままに過ごすべきと言われています。土建業ではいまでも、土用を避ける傾向にあります。何も起こさなくとも自然に変化していくので、自ら動かずに周囲の様子を見て、あわせたほうがよいのです。

どっしりとし、人の中央に立つことで魅力のでやすい季節です。この時期にこそ本来の自分自身の軸を定めます。世の中は常に変わっていき、自分の考えも方向も毎日変化しています。その中でも自分が本当に好きなことは何だったのか、ほかの人との違いは何か、自分をみつめなおす時です。自分の姿は過去だけにあるわけではありません。未来にまったく別の自分を作ることも可能なのです。自分は何のために生まれてきたのか、自分の宿命は何だったのか、自然に素直に浮かんできたことが、あなたの運命なのです。

✤体調管理

先程述べたように、方角でいえば土用は真ん中にあたります。人間の真ん中はお腹、胃腸です。夏の疲れがでて、お腹に病症が起きやすいので、食材や食べ方、食べる時間などを見直してみます。1日1食のほうが長寿になるという健康法がブームになっていますが、私は日本人はもともと雑食で腸も長く穀類の民族なので、1日3食の粗食のほうが向いていると考えま

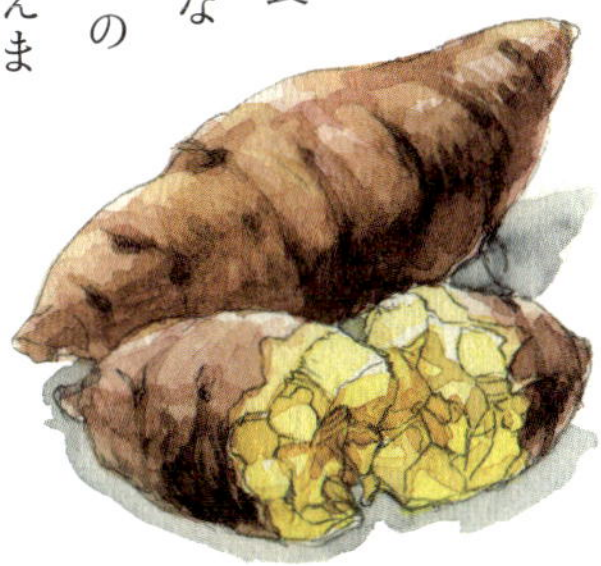

す。加齢によって量を食べられないなら、少量でも栄養価の高い肉などを食べます。また食事には氷を用いないようにしましょう。

脾土(ひど)は肌肉そのものですから、ダイエットに一番向いている季節です。この季節に胃腸のトラブルを避けられれば代謝が高まり、効率のよいダイエットが期待できます。白砂糖をやめ、甘味はイモ類や炭水化物など食材が本来持っている甘みで補います。汗も自然に流れ、毛穴も開いています。しっかり呼吸して下腹に力を入れて、まっすぐな姿勢を保つだけで、簡単にダイエットできてしまうのです。「化」の時期を利用して、肉体も変化させましょう。

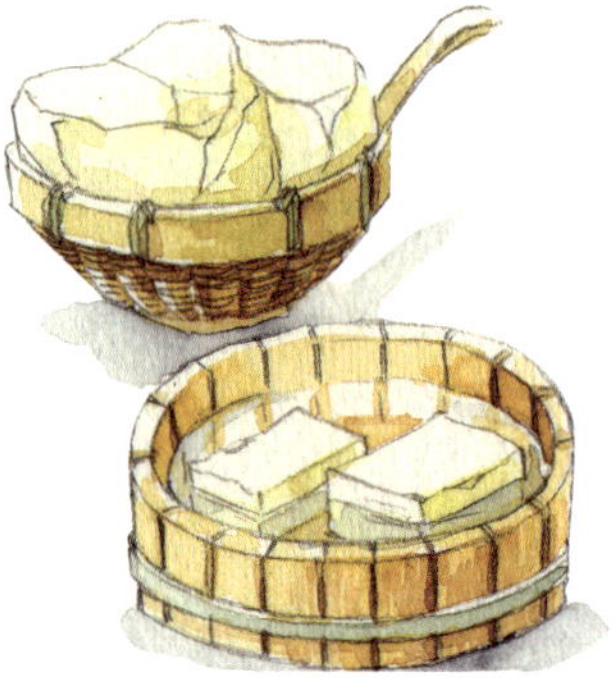

ダイエットの体操も紹介しておきましょう。まず痩せた自分のイメージを描くことが大切です。イメージを鮮明に持ちながら、足先から肉を上に持ち上げるようにぎゅーっと力を入れて引き締めます。お尻の穴もぎゅっとしめて、お腹もへっこませます。横隔膜も上に持ち上げて、肩の力は抜きます。そして脱力。脱力が大切です。持ち上げたらリラックス、これでセットになっています。ハレとケがあるように、筋肉を緩めることで、形が整います。7セットくらい行ってください。

漢方薬では「防風通聖散(ぼうふうつうしょうさん)」が有効です。ダイエットに最も効く漢方薬です。皮下脂肪の解消、便秘、高血圧、肩こり、のぼせ、むくみ、体毒を発散し排泄させる効果があります。他の漢方処方に比べて、生薬の数が多く、18個もの生薬からできた処方なので、副作用がでにくく、長期に服用して体質改善が行えます。

体毒を出すので、適量であれば多くの人が服用できます。便秘や背中のコリやひざの痛みにも有効です。

✤摂るべき食

豆腐は、甘味、微寒性で腫物を治して、消炎し、充血を治します。五行は脾土に属すので消化を助け、慢性胃炎を治します。散血作用や清熱作用から、うつを治したり、ストレスを改善します。畑の肉と言われる大豆が原材料であること、更年期改善のイソフラボンを含むなど、毎日食卓に載せるべき健康食材です。

人参は、料理に使う通常のもの以外にも高麗人参、紅参などいろいろあります。どれも温性で五行は脾土・肺金(はいきん)に属し、胃腸を丈夫にして、肺の防御作用を高め、滋養強壮に役立ちます。白い高麗人参は、低血圧を治し温めるので、色白で貧血傾向、胃弱の人にピッタリです。紅参は血を綺麗にする作用が強いので高血圧にも向いています。

枝豆は、甘味で平性なので、万人にとっての健康食です。気血を補い、水の巡りをよくします。五行は心火(しんか)に属し、夏に胃腸によく、消化を促し、便秘解消や美肌効果、高血圧や肝炎予防にも効き目があります。

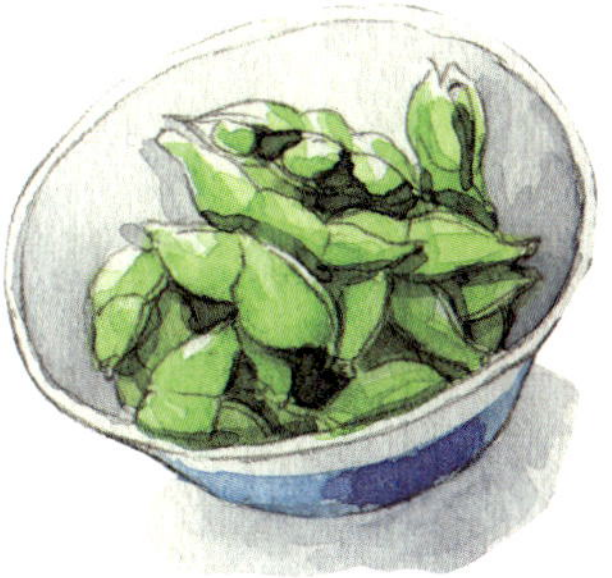

秋

秋は実りの時、
果物がたわわに実り、
今までの成熟が形になって現れます。
方向は西、色は白、
宝石がこの季節を象徴します。
肺を丈夫にするために、
綺麗な空気の中で深呼吸したり
肩甲骨周りを動かします。
ねぎ、生姜、白い大根、レンコンや
秋の銀杏、梨、柿などを食し、
便通が整うよう
発酵食品も摂りましょう。

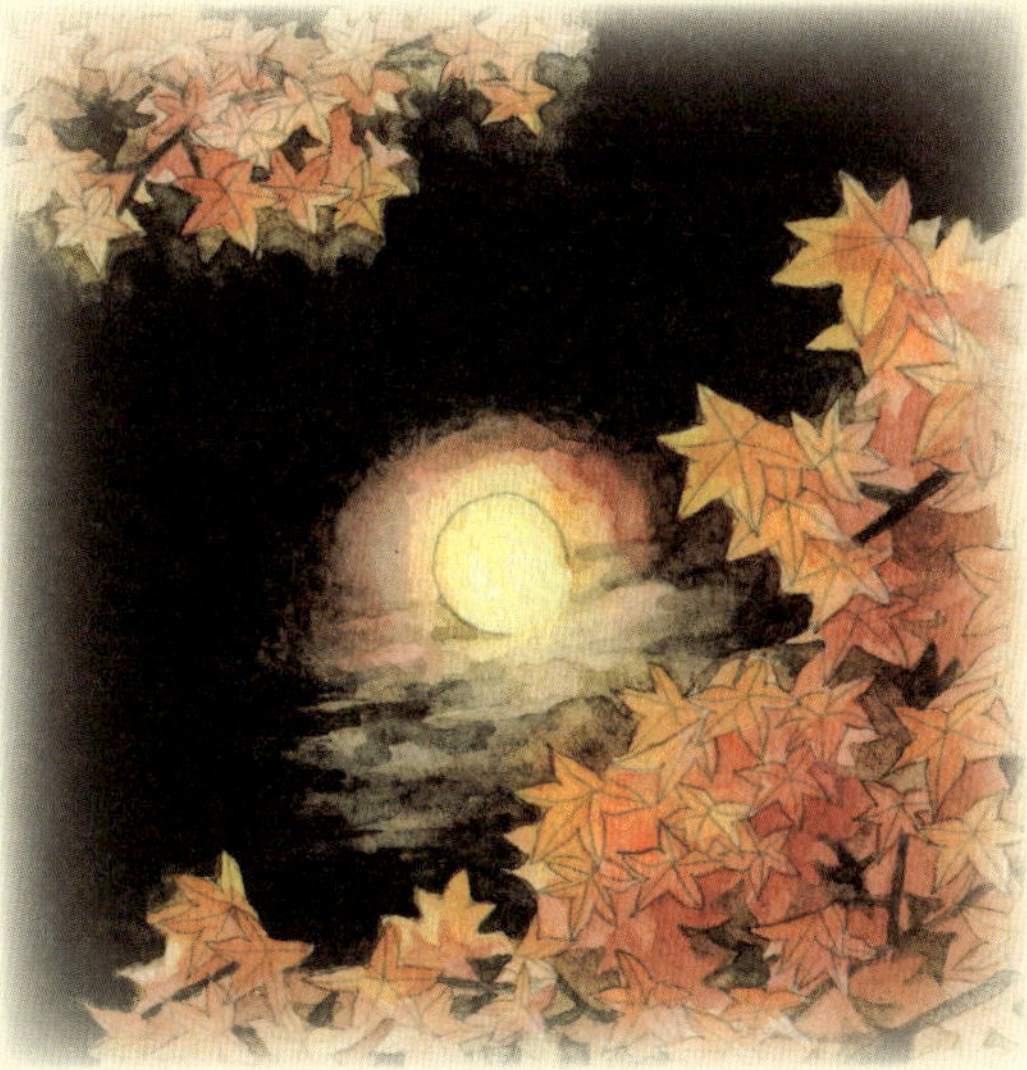

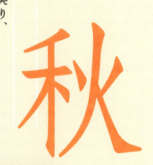

立秋

りっしゅう

（新暦で8月7日〜8月22日頃）

太陽の黄経が135度となり、このころから本格的な酷暑の時期となります。現代の暦では8月7日頃にあたります。8月15日は月遅れ盆、終戦記念日です。先祖の霊を送る灯火を川に流す灯籠流しには戦火に散ったひとびとへの祈りが込められています。

広島では、原爆の日の6日のとうろう流し、長崎では古くから初盆の霊を船に乗せて見送る精霊流しが行われます。ひぐらしが鳴き、15日の諏訪湖祭湖上花火大会、16日の京都の大文字焼き、五山の送り火と「火」がテーマのイベントが続きます。

心がけること

立秋といっても、夏真っ盛り。気候帯の変化により、日本の夏は亜熱帯の様相になってきました。突如の局地的豪雨と毎夜続く熱帯夜。室内は冷房が強いので時に外出して、真からの冷えを取り除くとよいでしょう。外で夏らしく汗をかいてください。夏に

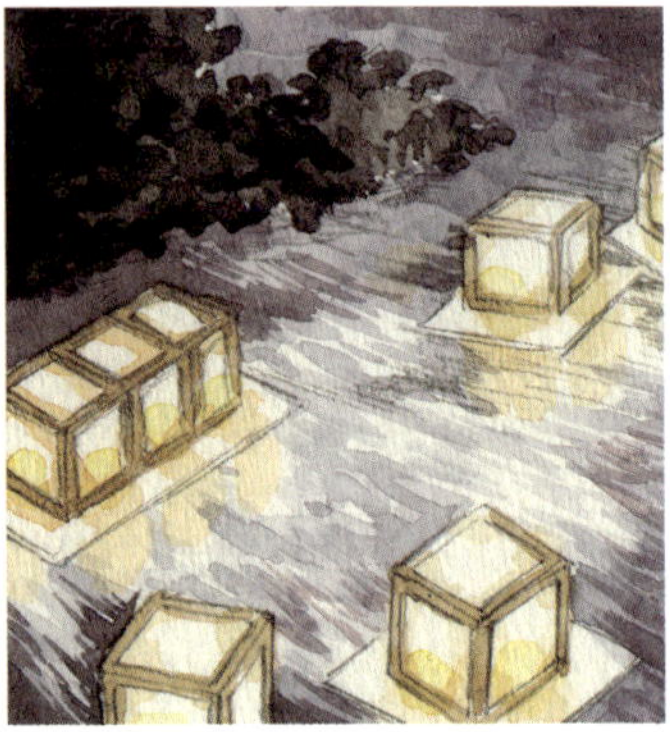

代謝をよくしておかないと、咲き開かない花のように秋に実りがありません。

高齢になると、暑さ寒さの感度が鈍くなってきます。自分の危険度が感知できず、また適応能力も劣ってくるため、熱中症になりがちです。冷房が苦手な方でも暑さを我慢してはいけません。日本の気候は確実に昔とは変わっています。生き方も過ごし方も変化すべきは潔く変えましょう。

ただし自然のままに、夏には夏を感じる必要があります。代謝を高め汗をかくためにもシャワーで済ませず、ゆっくりとお風呂につかりましょう。湯船が無理であれば日中に冷えやすい腰回りだけでも、陽にあたり代謝をよくします。

冷えるということは、基礎体温が下がり、死体に一歩近づいていることと同じなのです。あなたの一生の問題ですから、エアコンの温度設定や向きなど、気になることは家庭や職場で主張しましょう。

朝早くの散歩やラジオ体操なども代謝をあげるためには有効です。

✤体調管理

顔からの汗が多いと、肌の生まれ変わりも早まるので、この季節にシミが改善できます。コラーゲンやビタミンCなど、夏の疲れ予防のためにも多めに摂りましょう。この時期のフェイスマッサージはより効果的といえます。アカスリも同様に肌の強い人の新陳代謝法として有効です。韓国アカスリは爽快ですが、細かい傷が肌には残るの

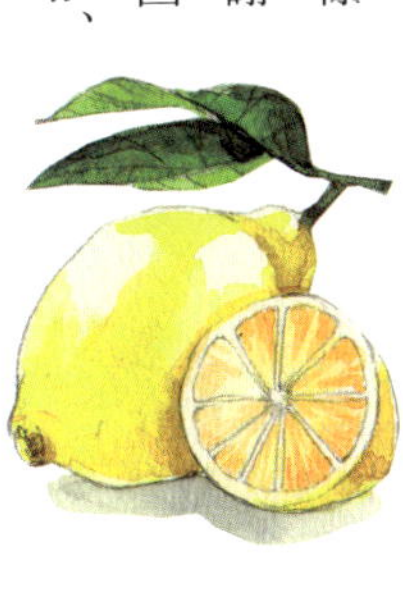

で、その後のオイル補正は欠かせません。肌の弱い人はゲルローションにしておいたほうがよいでしょう。

夏の心火（しんか）は小腸、秋の肺金（はいきん）は大腸と関係が深く、食べ物には注意が必要です。さっぱりした麺類や、口当たりのよいジュースなどは糖分が高く、カロリーは取れるので満腹感はありますが、栄養バランスに欠けます。

夏バテ予防に肉ばかり食べるのも大腸によくありません。野菜の繊維や味噌、醤油、ヨーグルトなどの発酵食品もしっかり食べて、便通に注意しましょう。

漢方薬では「安中散（あんちゅうさん）」が有効です。冷えによる腹痛、胃弱、胸焼け、食欲不振、吐き気などの神経性胃炎や慢性胃炎、胃アトニーに効果があります。暑さのあまりのビールの飲み過ぎや、冷たい食事で冷えた胃を改善するなど、この季節に最適の漢方薬です。またストレスによる胃痛にも効果があり、現代人にはぴったりの薬効があります。

✤摂るべき食

しじみは、甘味、涼性で五行は脾土（ひど）に属します。イライラや肝臓の腫れに効果的です。二日酔い予防にもシジミの味噌汁はてきめんですね。利尿作用があり、加齢による不快症状防止にもなります。

貝類は卵と同様に毒素も内側に溜め込みやすいので、産地にこだわり新鮮できれいな場所

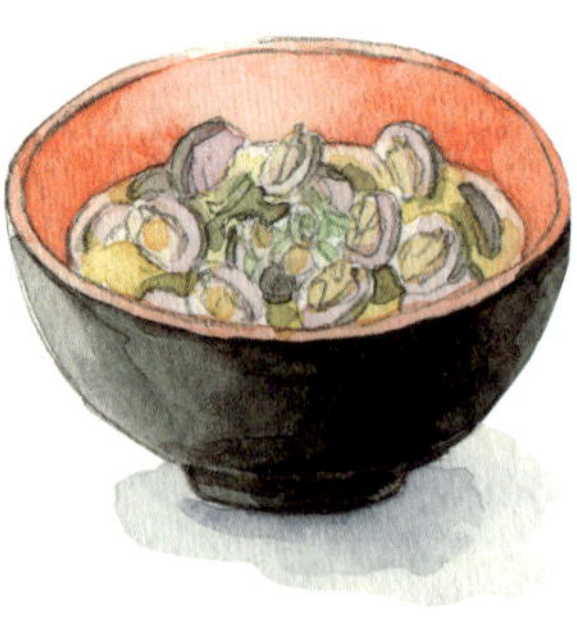

で採れたものを選びましょう。

梨は、甘く寒性で、瀉性なので、清熱や解毒に優れ、消炎機能の促進をします。喘息の炎症やアトピーの赤味をとります。五行は心火・脾土・肺金に属し、興奮や高血圧を治し、去痰にもよいでしょう。潤し、止渇作用があるので、シェーグレン症候群、空咳や目の渇き、肌荒れにも効きます。辛い物の摂りすぎや、昼夜逆転によるほてり感のある体にも必要な食材です。

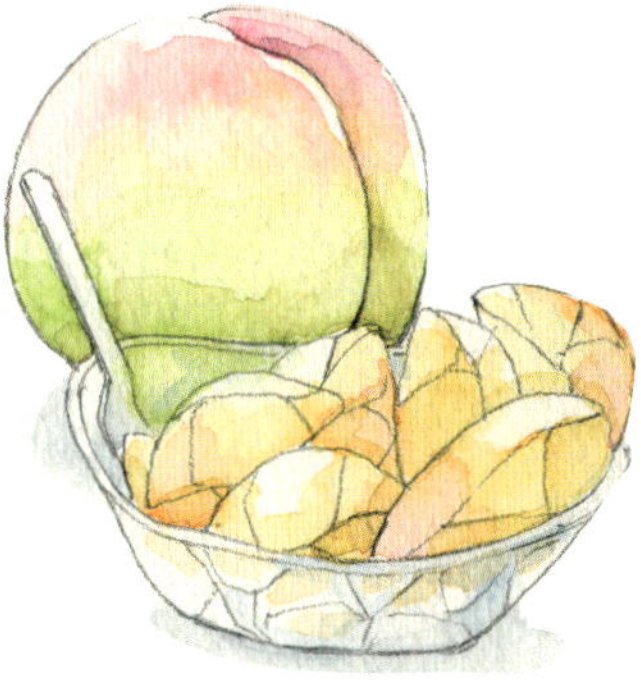

桃は、甘く酸味があって、温性なので、心も体も元気になります。五行は肺金に属すので、秋の肌をピチピチにしてくれます。空咳や無痰を治し、虚弱体質を改善します。滋養強壮、消化を促し、潤すけれど、多汗も治します。高血圧にもよいと言われています。冷え症で潤いを出したい人には特におすすめです。

処暑

しょしょ

（新暦で8月23日〜9月7日頃）

処は来て止まるという意味で、ようやく暑さが治まる時期です。現代の暦では8月23日頃にあたります。暑さはまだ続きますが、しのぎやすい日も混ざるようになります。川で涼をいただく涼み舟や、天ぷらなどを食べる屋形船、京料理をいただく納涼床などが楽しめる時期です。

お祭りも多く、23、24日に人形や舟を操る伊奈の綱火。26、27日は富士山のお山じまいの祭り、吉田の火祭り。8月第四土曜日は秋田県大曲の全国花火競技大会。

立春から数えて二百十日の9月1日頃は、台風がやってくる日とされています。

心がけること

この季節の変わり目にはアレルギー体質が顕著に表れてきます。現代社会で生きる私たちは、アレルギー体質とどのように共存していくかが課題になります。日本古来の生活習慣にもう一度立ち返りましょう。日本人には、味噌・醤油・糠漬けなどが合

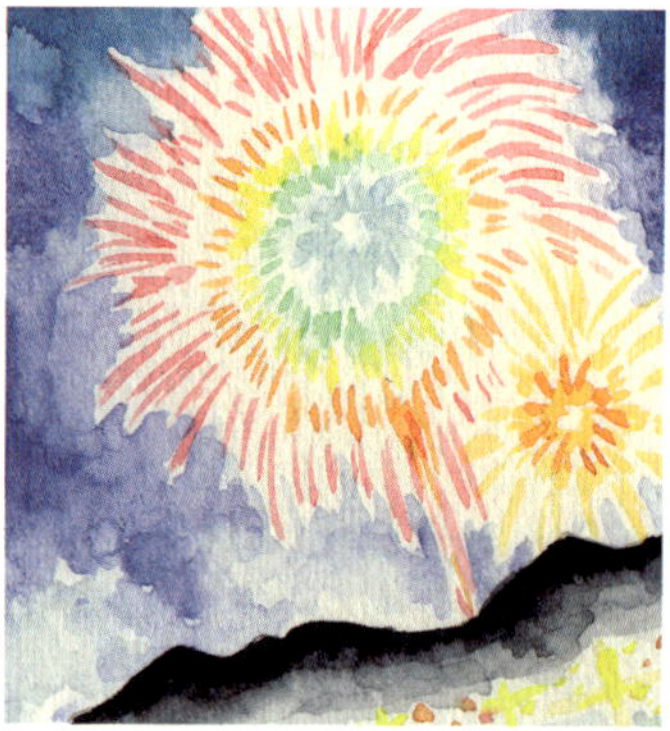

うのです。合成の調味料ではなく、自然食品を積極的に摂り入れましょう。アレルギー体質の改善には大腸によい腸内細菌が有効です。整腸剤やヨーグルトなどを試すとよいでしょう。

この季節は、涼しくなって仕事もはかどり、昇進や表彰などの名声を得やすい時です。堂々とした態度が運を呼び込みます。ただ空威張りにならず、損得だけに振り回されないようにしましょう。

皮膚粘膜の弱い人や加齢による肺の弱りには、まずきれいな空気の中で深呼吸すること、なるべく自然な食事をこころがけることです。

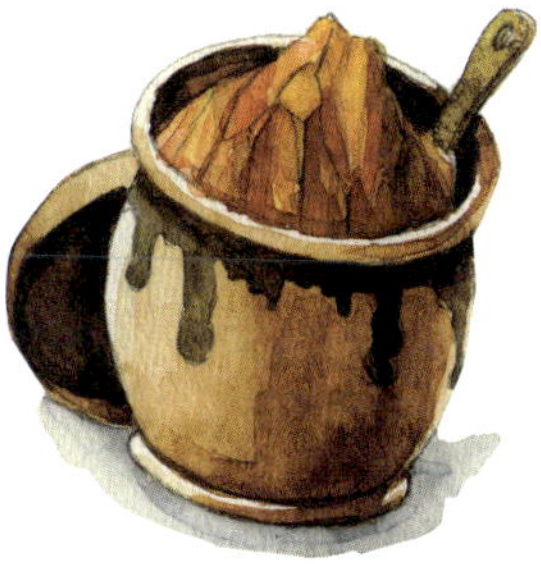

✤体調管理

急に涼しくなって、風邪をひく人が多くなります。台風による急激な気圧の変化により喘息が悪化する方も多く、肺金（はいきん）の名前どおり、肺に注意が必要です。

風邪をひきかけたらなるべく早く治さないと大事にいたります。簡単にできる方法は、きれいな空気を体の奥まで吸い込むことです。小満（しょうまん）の項などでも述べたように、まず息を吐ききることが肝要です。吐ききったらゆっくりと体全体で、横隔膜を広げ背中まで空気が入るくらいのイメージで空気を吸います。立って45度ぐらいにお辞儀した状態で行うと、上手く呼吸できるはずです。

最近、春の花粉症から始まってアレルギーが1年中続く人が増えています。昼夜逆転や食生活の乱れによって、皮膚粘膜が過敏反応を起こしているのです。アレルギーなどほとんど見られなかった頃、つまり古来の和の季節の養生を取り戻す必

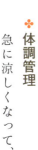

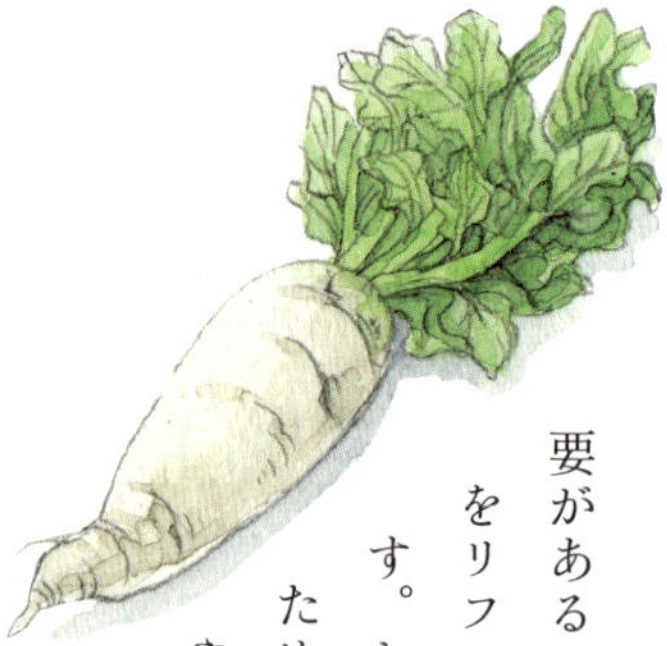

要があるでしょう。肺や大腸をリフレッシュさせるのです。きれいな空気を吸うために、休みの日は山や海の自然の気を浴び、森の木や海岸の砂と会話しましょう。手を当てたり耳をつけて、木や砂の呼吸と一つになるのです。

できる限り早寝早起きして、自然界のリズムに体を戻します。食事は古来からの自然な食材を薄味で、そのものの味を楽しむようにするのです。日本古来の生活様式に回帰することで、アレルギー体質は自然に改善されていくはずです。

漢方薬では「葛根湯（かっこんとう）」が有効です。寒気がしたら葛根湯と言われるように、初期の風邪の治療に最も効果があります。漢方薬ではタイミングが大切です。かすかな体調の変化を感じたり、手の親指や人差し指の爪の付け根が固くなってきたら、すぐに飲むとよいでしょう。

背中のコリや乳腺の腫れや蕁麻疹（じんましん）などの表面の異常も発汗で改善します。体力旺盛な人やインフルエンザなどには「麻黄湯（まおうとう）」。体力のない人は、1〜2回の服用までにします。あまり長期服用すると、燥になり体質が歪むので注意が必要です。

✤摂るべき食

昔に比べ確実に料理の味は濃厚で複雑になっています。私は初めてケンタッキーフライドチキンを食べた時、なぜこの薬臭いほど香辛料の利いた食べ物を皆が好むのだろうと不思議に思いました。今ではさらにブラックペッパーをかけたりマヨネーズを付けたりする人が増えているようです。しかし、濃い味付けは塩分の摂りすぎとなり肝臓や腎臓の疲れを起こします。

　大根は、甘味辛味があり、気の巡りをよくします。胃腸や呼吸の強化をはかるので、口内炎や便秘や二日酔いにも効果があります。消化酵素のジアスターゼやビタミンCの含有量も多い健康食材です。五行は脾土（ひど）に属しますが、辛味や白という色から肺金（はいきん）にも効果的で、風邪の予防、この五行の体質改善にも最適な食材です。

　銀杏は、薬効としては、煎じてその汁を飲む方法もありますが、そのまま食べたほうがより有効です。甘味と苦味があり温性で、薬膳として料理にして食べるとその艶やかな緑と効能でサファイアとまで称されます。五行は肺金に属し、収斂作用があり、気を沈めたり、尿をおさえトイレ回数を正常にします。また帯下にも効果的です。去痰や鎮静、喘息や肺炎の改善にもよいですが、摂りすぎると中毒の危険があります。

　ビワは、甘味で平性なので、万人にとっての健康食です。ただし果実の過食は水分と糖分の摂りすぎになるのでおすすめできません。五行は脾土と肺金に属すので、胃腸を丈夫にして、嘔吐や口渇を治します。成分の一つのアミグダリンが癌に効果があると言われています。サポニンも多く、内服も外用としても痛みや炎症を抑え、肌にも優しい食材です。

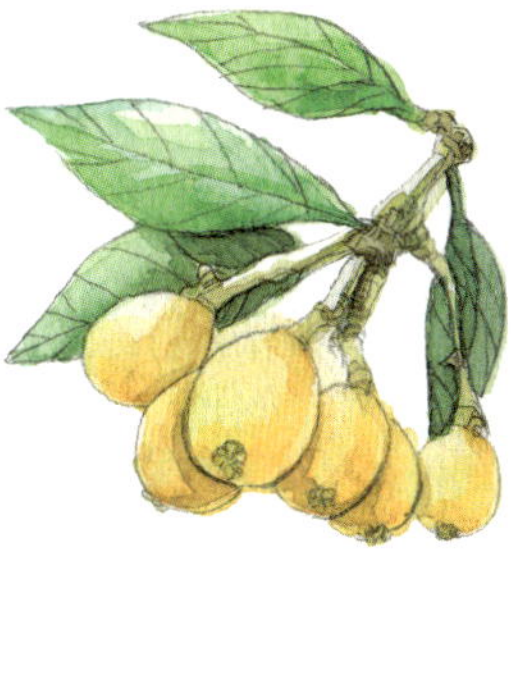

白露

はくろ

（新暦で9月8日〜9月22日頃）

日中に暑さは残るものの、朝夕には涼しい風が吹くようになり、草の葉先に露が結ばれます。現代の暦では9月8日頃にあたります。9月9日は重陽の節句、収穫祭の意味合いがあり、栗ごはんなどで祝います。

赤とんぼや恋数え鳥と言われる鶺鴒（せきれい）が尾を振って鳴きます。秋の七草は、万葉集で山上憶良が歌ったのが有名で、春の七草のように粥として食べるのでなく、深まる秋に順番に、萩・すすき・葛・なでしこ・おみなえし・藤袴（ふじばかま）・桔梗（ききょう）と咲くのを愛でます。

心がけること

秋を迎えると人はセンチメンタルになります。西に沈む夕陽を静かに見つめて人生を振り返る、

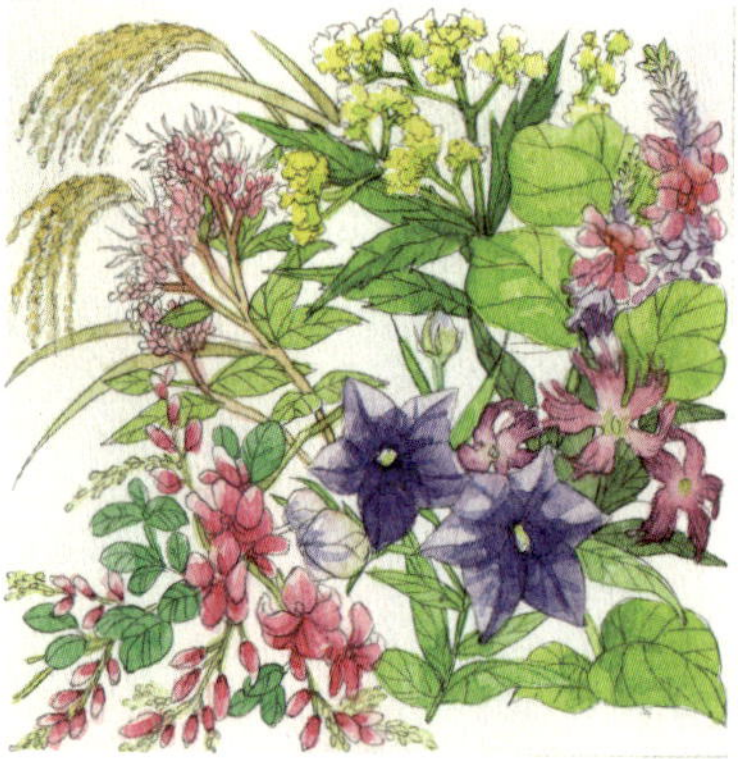

そんな時期です。これからの未来は過去にヒントがあります。過去にあった楽しかった出来事や充実感を思い出してみま

しょう。悦びをゆっくり味わい、それのどの部分が悦なのか吟味して、これからの人生の方向を決めましょう。

人生を四季に表すと、この季節は60歳ぐらいにあたります。１００歳まで生きることを目標にすれば、まだ先は長いのです。仕事一辺倒の生活から卒業して、自分本来の人生を楽しむ、そんな意味を持った時期です。

✤体調管理

風邪も鼻アレルギーも体表の皮膚か、口から肛門までの内側の皮膚、つまり粘膜と関係します。皮膚を改善するというのは時間がかかるので、気長に付き合う気持ちが大切です。辛味は表面から気持ちの滞りや体内毒素を追い出す、発散の役目があります。ですからたくさん摂りたいところですが、粘膜が弱っている時に、刺激物は向きません。また加齢とともに粘膜の抵抗力も落ちてきますから、若いころのように激辛の食物は体によくありません。薬味を多くするという程度で充分です。

冷え改善に効くと生姜ブームが起こりましたが、ねぎ・大根・生姜・わさび・ニンニクなどは気分を発散して、うつ改善やストレス改善によいのです。ストレス社会に激辛が流行るのは当然と言えるでしょう。

日本人はなで肩が多く、胃腸が弱かったり、肺の機能が不十分だったりしがちです。肩が下がると呼吸が浅くなってしまいます。年を取ると、腕を後ろに組んだり歩く時に後ろ手にしてしまうのは、そのほうが体のバランスがとりやすいからです。呼吸が深くなり、歩くという運動がしやすくなります。また腰の保護にもつながります。ですから歩く時だけでなく、普段から意識して胸をはったほうが、肺が広がり健康になります。特にこの季節に肺をいたわるのは大切なことです。

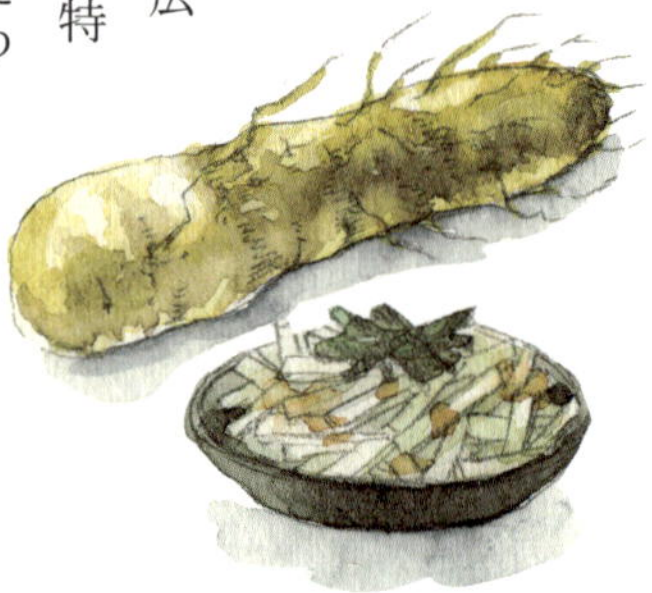

皮膚や粘膜が弱いと、鼻や気管支にトラブルが出やすいので、鼻づまりや喘息など慢性疾患になってしまいます。この場合、早期の改善は難しいので、気長に付き合う気持ちを持ちましょう。水や薄い塩水で鼻洗浄をしたり、プールで泳ぐことでも鼻の洗浄ができます。

喘息には、レンコンがいいと言われます。寒性なので冷えの強い人には向きませんが、血を綺麗にしてイライラの解消にも役立ちます。呼吸をゆっくり、息を吐く時は倍以上かけて吐ききります。

肩こりの改善も大切です。筋肉には心の記憶が刻まれます。病は気からというように、喘息のような慢性疾患には心の問題も大きくかかわってきます。肩こりや腰痛など筋肉チェックも忘れずに行いましょう。

漢方薬では、「荊芥連翹湯（けいがいれんぎょうとう）」が有効です。解毒に特に効果があります。幼年期は「柴胡清肝湯（さいこせいかんとう）」、青年期に「荊芥連翹湯」で、蓄膿症・慢性鼻炎・慢性扁桃炎・にきびの改善をします。処方の生薬数が多く副作用が少なく、清熱、和血、解毒の作用があります。この体質の人が、体調が悪い時だけ服用してもよく効きます。耳、鼻、咽喉、肺、皮膚の慢性炎症にも効果的です。

摂るべき食

山芋は、山薬と言われ漢方生薬です。甘味で平性で五行は脾土（ひど）と肺金（はいきん）に属すので、誰でも長期服用でき滋養強壮の効果があります。精力がつき、加齢による肺の弱りによくアンチエイジングに有効です。下痢止めやお肌の収斂、呼吸器病、不眠症、遺精にも効果的です。ガン末期で全く食欲のなかった人が、ゆでた山芋を食べて精をつけ、何年も生き延びたという例もあります。また髪の発毛にもよいのです。

唐辛子は、気分を発散してくれるので、憂鬱になりやすい現代人に向いています。五行は脾土に属し熱性なので冷え性にはいいですが、発汗しすぎたり、炎症を悪化させたり、化膿を引き起こします。過量の唐辛子は皮膚粘膜に細かい傷を作り、老化を早めます。粘膜の弱い人は加減しましょう。

ハト麦は、微寒性で五行は脾土、肺金に属します。排膿作用によって、イボをとります。利尿作用にも優れ、少し冷えますが、むくみをとり、ダイエット効果もあります。お酒をハトムギで割るのも効果的です。脾肺を丈夫にする食材は、子供の食事に是非取り入れたいものです。ハトムギをスープやサラダに入れたり、ごはんに少し入れて炊きこんでもよいでしょう。

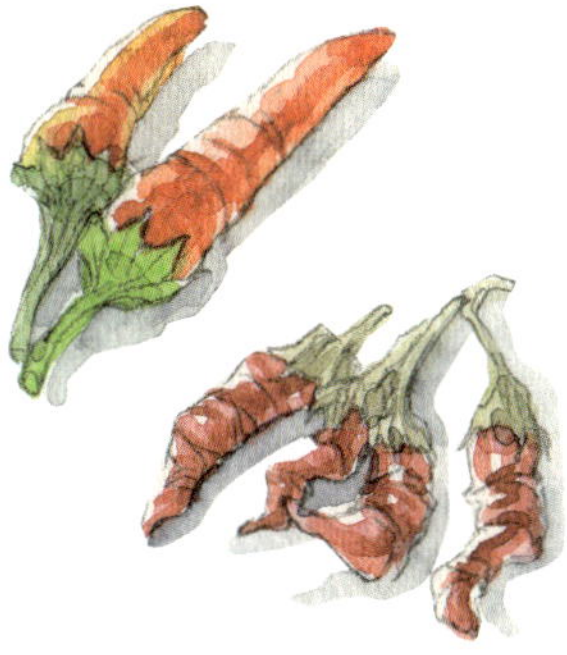

秋分

しゅうぶん

（新暦で9月23日～10月7日頃）

太陽は真東から昇り真西に没し、日の出から日没までの昼と、日没から日の出までの夜の長さがほぼ同じになります。現代の暦では9月23日頃にあたります。

鰯雲や鱗雲などが高く浮かぶ秋空になります。豊作を祝い、収穫したての小豆をそのまま粒あんにしたおはぎをいただき、さんまや銀杏も食べ頃です。

中秋の名月や彼岸花や金木犀なども美しく、稲の刈り取りの時期です。

✤心がけること

実りの秋で、スポーツにもよい季節です。豊作を祝い、様々な行事が行われます。夏の成果が表れます。スポーツ、芸術、学問、仕事、あらゆる成果を発表する時期です。秋における発表は皆に伝えるというより、自分のエゴを押し出すようにしましょう。気迫

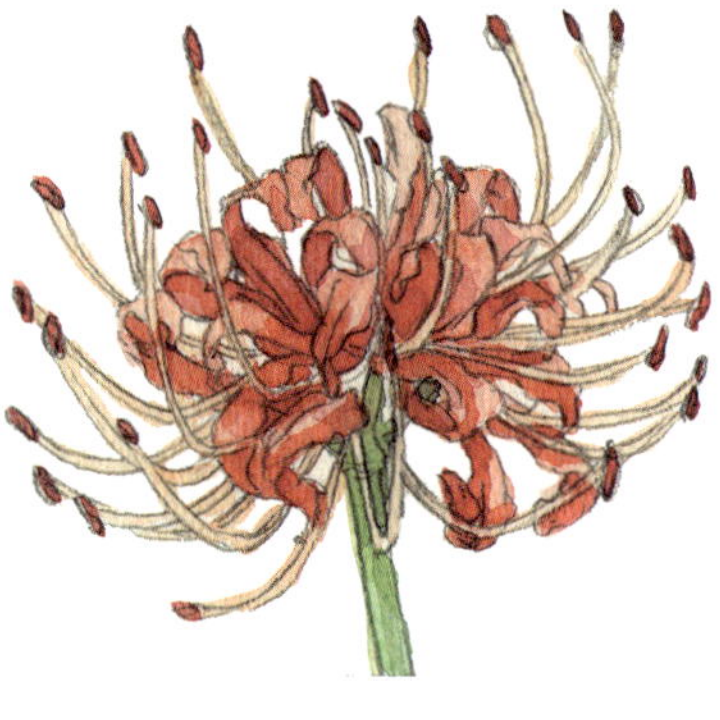

を持ち勇敢に挑んでください。胸をはって堂々と自身の成果を示すことが未来につながるのです。

　この時期に頭で思っていることは現実化します。「引き寄せの法則」という言葉を聞いたことがあるかもしれません。悪い事ばかり考えていると、不幸を引き寄せます。反省は必要ですが、瞬時に済ませ改善項目として前向きに捉えます。逆にこれまでの楽しかった体験を思い出し、どうしたら楽しい？　どうしたら幸せ？　と問いかけ続けると、自分の頭の中だけでなく世界が変わっていきます。人は宇宙そのものなのです。私たち自身の中にすべてが備わっています。その中からポジティブな要素だけを引き寄せるのです。

✤体調管理

この時期はシェーグレン症候群など、乾燥によるトラブルが起きがちです。日本はもともと湿度が高く、むくみが起きやすいのですが、逆に乾燥して水分不足になると対応力がなく治りにくいのです。潤いをだすために、潤滑油のような食材、亜麻仁油、コラーゲンやビタミン、ミネラル、ヒアルロン酸を用います。乳製品も潤性がありますが、漢方では乳製品や魚卵、貝類、白砂糖などは嫌われます。魚卵などこれから生まれるものは毒素も濃縮していて、白は精製されて栄養バランスが崩れていると考えるためです。

　秋は更年期うつに注意しましょう。秋への移り変わりはホルモンの分泌も変化させ、心と体のバランスが崩れます。肺金（はいきん）の食材を多めに摂ったり、胸や

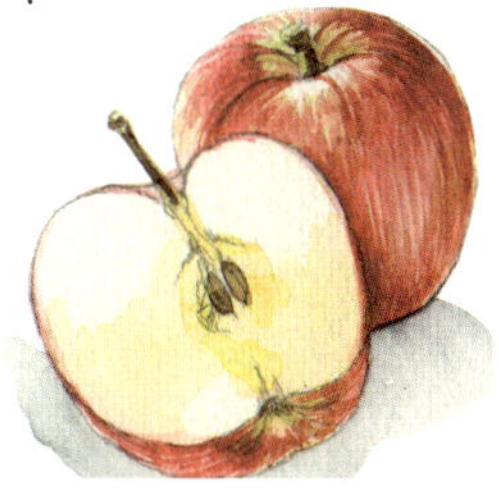

脇腹を広げる体操を続けます。嫌な事があったら、左・右・左と地団太を踏むように足ふみして追い払ったり、首の後ろをポンポンとたたいて払います。ゆっくり深呼吸してからポンと右手で胸をたたいて、大丈夫と胸のチャクラを安心させましょう。

漢方薬では「麦門冬湯（ばくもんどうとう）」が有効です。慢性の炎症や消耗性疾患のため胃中に津液が乏しくなり、気道の粘膜も乾燥して刺激を受けやすくなっているのを改善します。

咳や気管支炎、喘息、シェーグレン症候群やドライアイなど、最近流行りの乾燥系のアレルギー症状によく効きます。

葛根湯などを飲みすぎて乾燥して空咳になったときにもよいでしょう。

✤摂るべき食

さんまは五行は脾土（ひど）に属し、平性で燥性、日本の秋にピッタリです。はらわたの苦みは夏の心火（しんか）によく、心臓を丈夫にしてくれます。疲れ気味の秋には、一つ前の夏の養生としての心臓強化が必要です。新鮮なはらわたも食べて、秋の味覚を満喫しましょう。

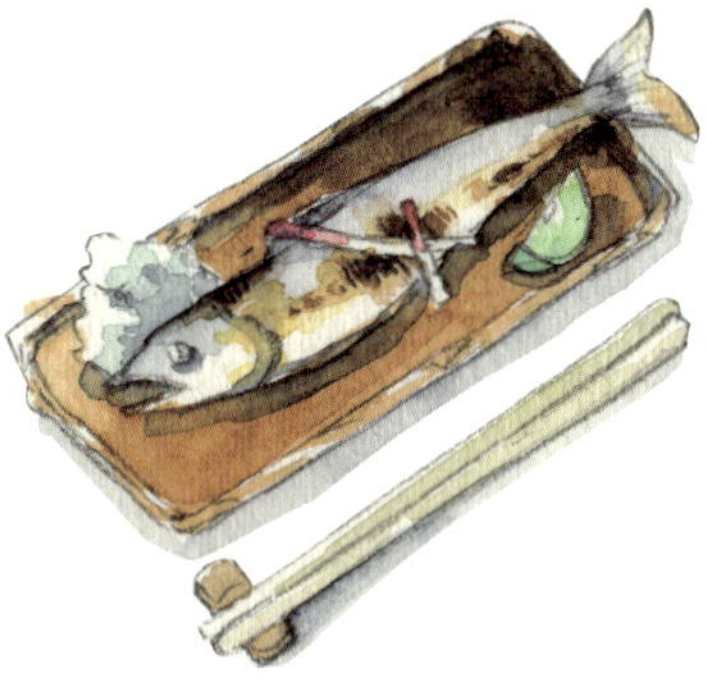

生姜は、辛味で温性なので、体の芯を温めて、代謝を高め免疫力をアップします。五行は脾土に属すので、吐き気や下痢を抑え、胃腸を丈夫にします。鼻づまりや痰を治し、気の巡りをよくする

のでさわやかになります。初期の風邪にも効果的です。炎症のひどい時は大量に摂るのはよくありませんが、生肉や魚の薬味としておすすめです。

ゴボウは、辛味で平性なので、誰が毎日食べてもよい食材です。瀉気作用が強いので、のぼせや炎症、高血圧や便秘の人に向いています。五行は肺金（はいきん）に属すので、にきびの改善に効き目があります。

腫物を治し、解毒するので、肉や脂物の過食の現代人に適しています。気を下におろすので、イライラを抑え精神を安定させます。ゴボウのお茶も流行っていますが、虚弱体質の人は瀉なので、多飲してはいけません。

松茸は、ほのかに甘味で平性、五行は腎水（じんすい）に属し滋養強壮に役立ち、免疫力を高めます。イライラを解消し、血液の汚れを取る作用もあるので経済的に許されるならばたくさん摂りましょう。腎水なので、飲食後の口の渇きや尿失禁にも効果的です。解毒作用も高まり、腫物も改善します。「香り松茸、味しめじ」と言いますから、店先で香りを嗅ぐだけでも血の流れがよくなり、健康を保てます。

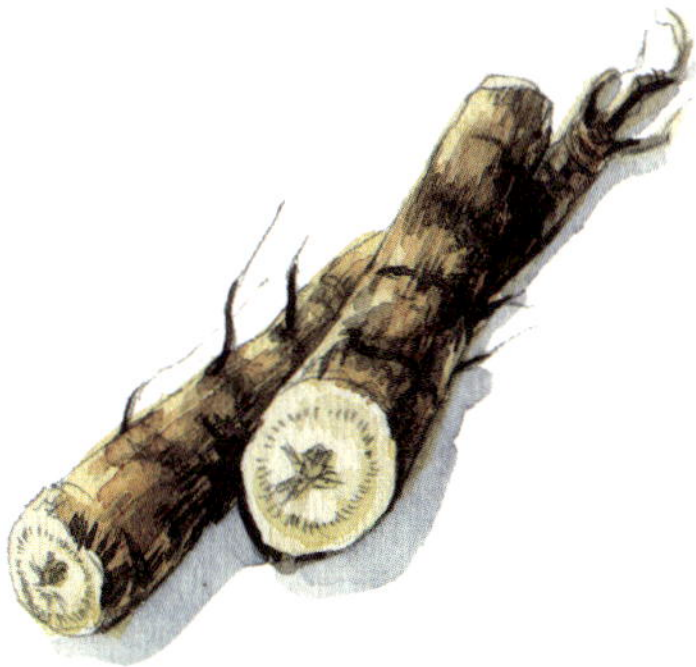

寒露

かんろ

（新暦で10月8日〜10月22日頃）

秋の夜長に虫の音が大きく響き、山も高地から色づき始めます。現代の暦では10月8日頃にあたります。北から雁が渡ってきたり、菊の花が咲き始め、コオロギやキリギリスが鳴きだします。

伊勢神宮では天照大神に五穀豊穣に感謝して、米の初穂を奉る祭り、神嘗祭（かんなめさい）を行います。京都の由岐神社の例祭が鞍馬の火祭です。

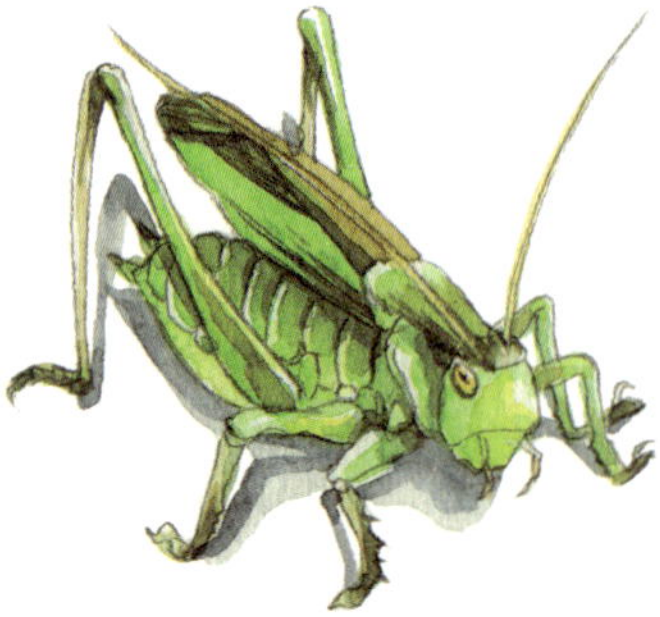

✤心がけること

この時期は途中から土用に入りますが、土用の間は周りから自然に動かされるように流れていきます。この時期はあなたの魅力をアピールするチャンスなのです。自ら動くのでなく、周囲があなたのために動いてくれることが成功につながります。

秋はまさにスポーツの季節。気持ちのよい秋空、豊穣の祝いのように、夏の努力の成果を存分に発揮してください。スポーツをする習慣がない人は、散歩でも充分効果があります。マラソンを始めると、脳内麻薬のエンドルフィンが出て快感となり止められなくなる人がいます。今の道路は大概アスファルトで固く、クッションが悪いので膝を悪くする危険があります。運動もほどほどが大切なのです。

散歩やランニングには効率のよい姿勢を取るべきです。たんに、だらだらと歩いても運動効果はありません、むしろ体のゆがみを起こしてしまいます。仙骨をたて（地球の中心から人間の体を縦に貫き天までまっすぐに繋がっているイメージ）、まっすぐの姿勢で、体の筋肉から内臓、骨の関節まですべてを動かすように歩ければ、5分のウォーキングでも充分な運動となります。スーパーへの買い物や駅の乗り換え程度でも効果があるのです。意識して体のすべてを動かして、きれいにカッコよく歩くように心がけましょう。胃下垂気味の人は、ヨガの犬のポーズ（手足を床につけて、お尻を頂点に三角形を作るポーズ）が内臓強化になります。

✤体調管理

土用と関係が深いのは体の部位ではお腹、胃腸です。食べ物をよく噛んで消化吸収をよくします。また、歯も大事にしましょう。歯は食の入り口ですべての健康の原点です。また美味しく食べられなければ、人生の楽しみは半減してしまいます。歯は骨なので腎水（じんすい）の老化とも関係ありますが、歯を支える歯茎は脾土（ひど）です。無理なダイエットや糖質の摂りすぎで肌肉をボロボロにしないようにしましょう。

「馬肥ゆる秋」というように食べ物がおいしい季節です。食べ物の甘味はよい肉を作ります。肉の土台は水をたくさん吸い込みますが、むくまないように水分の多い食べ物に気をつけましょう。

歩いたり動いたりするとお腹がぽちゃぽちゃ音を立てる人がいます。これは体が吸い込めない水が溜まってしまっている状態なので水はけをよくする必要があります。

トウモロコシの髭のお茶やスイカやハトムギ等がむくみを取ります。気・血・水の水を動かすには、気が大切です。気力が衰えるとむくんだり、だるくなり滞りを作るのです。気持ちが前向きになるように、花を見て感動したり映画を見たり、本を読んで感情を豊かにすることも大切です。まさに芸術、読書の秋というわけです。

漢方薬では「防已黄耆湯（ぼういおうぎとう）」が有効です。水太りに効果があるダイエットの薬です。汗が多く、むくみがあり、冷房で膝が痛い人にも効き目があります。腎炎、ネフローゼ、妊娠腎、陰嚢水腫、関節炎、皮膚病、生理不順などの水毒による体質改善に向いています。六味からなる処方で、気の巡りをよくしながら利水し温めてくれます。

摂るべき食

柿は、生柿の場合は甘く寒性なので、炎症を抑えたり、鼻炎を改善します。干し柿は甘く平性なので万人にとっての健康食です。五行は脾土（ひど）・肺（はい）金（きん）に属するので、風邪予防やさらに健康美容に最適です。胃腸炎や痔出血を治し、空咳・無痰などの秋から冬の季節にもぴったりです。鎮静するのでリラックス効果があります。収斂作用もあり胃腸を丈夫にし粘膜や肌を美しくします。ただし生柿の食

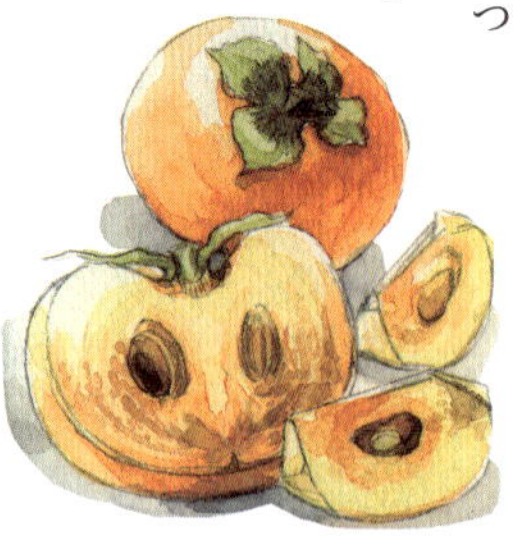

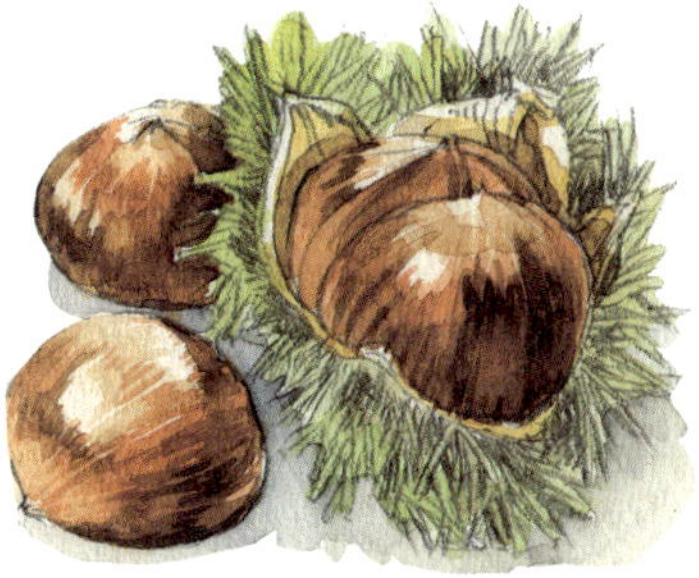

べすぎは便秘や下痢を起こしやすいので注意しましょう。

栗は温性で補気作用が強いので、体力をつけ元気にしてくれます。五行は腎水に属し、耳鳴りや腰痛など虚弱体質を治し、生命力低下を改善します。胃腸を強化し、滋養強壮に優れています。止血作用もあり、鼻血や血便、動脈硬化にも効果があります。

ざくろは、平性で五行は脾土に属すので、消化吸収をよくし、収斂作用からおりものを治し、止血や下痢止めの働きがあります。

イチジクは、平性で五行は脾土と肺金に属し、不老長寿の果物といわれています。消化を助け便通をよくし、吐血や鼻血にも効果があります。のどのはれや痛み、痔に効くと昔から重用されています。最近は女性ホルモンの調整にも効果を発揮し、注目される食材です。

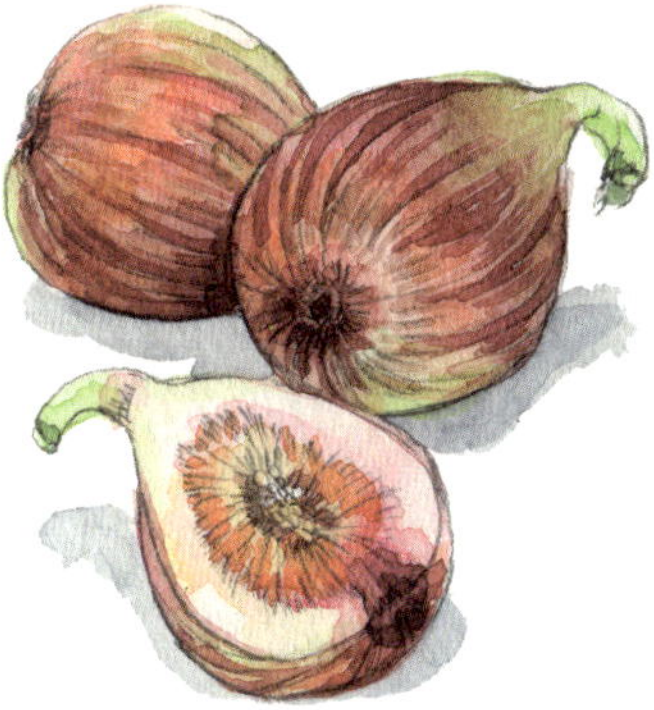

霜降

そうこう

（新暦で10月23日～11月6日頃）


地域によっては霜が降り始める頃です。現代の暦では10月23日頃にあたります。

時雨（しぐれ）が降るようになったり、もみじや蔦（つた）が色づくころです。愛媛県宇和島の宇和津彦神社の秋祭りでは、5～6mの巨大な赤い牛鬼が街を練り歩きます。

秋の山が紅葉する様を「山粧う（やまよそおう）」、春のさわやかな様子は「山笑う」、夏のみずみずしさは「山滴る」、冬の枯れたさみしさは「山眠る」、と表現します。これは、中国の北宋時代から伝わる言葉です。

心がけること

くよくよと悩みがちな時期ですが、同じ事をぐるぐる考え続けても解決にはいたりません。さらに欠点や反省点が見つかってしまい、より深く思い悩んでしまいます。

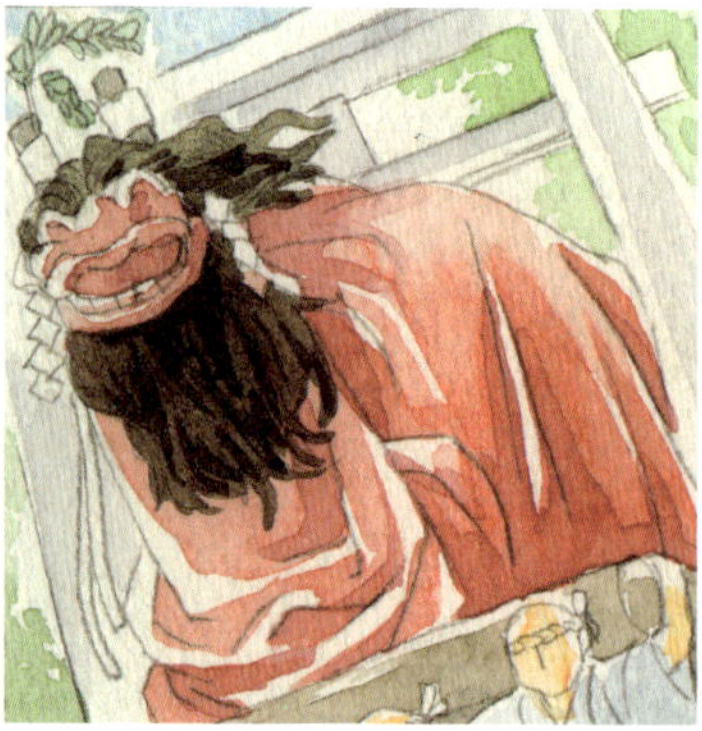

そんな時は大きな声を出し、歌ったり

することが効果的です。鼻歌でもよいのです。明るい鼻歌を歌いながら、どうなったら楽しいだろう、どんな時に幸せか？　と自らに問いかけてみるのです。頭の中には常に無意識が流れています。そしてあなたの頭の無意識は広大な宇宙とつながっています。

宇宙が答えを出してくれるのです。ポジティブに思考すれば、自然に幸運が引き寄せられてくるのです。

この寒くなる時期にはお灸もよいでしょう。親指と人差し指の間の合谷（ごうこく）、ひじ近くの手の三里、膝近くの足の三里、足の裏の真ん中より少し上の湧泉（ゆうせん）などのツボに、簡単に貼り付けられるお灸を買って気軽に試してみてください。ツボに入ると、すーっと温かい何かが体を流れるのを感じることができるはずです。気が経絡を流れているのです。

入浴や足湯でも体の流れを潤滑にすることができます。

✤体調管理

風邪をひきやすい時期に入るので、そのための予防が必要です。手首足首の冷えが風邪につながるのです。ねぎや生姜、わさび、唐辛子など発散を促す薬味や、ビタミンＣなどの免疫力をアップする食材を摂りましょう。

この時期には風邪をひいたり、予防のためにマスクをする方が増えてきます。しかしこれはあまりおすすめできません。普段からのマスク着用はのどや粘膜を過保護にして、抵抗力を弱めてしまいます。洗剤の使い過ぎ、薬の使い過ぎと同様の弊害があります。

インフルエンザにかかり病院に行くとたくさん

の薬が処方されます。虚弱体質、高齢、慢性疾患があるなどのリスクの高い人は早期に使うべきですが、健常な人が薬を使っても、1日早く症状が治まるといった程度の効果しかありません。人の体は治癒力を持っています。高い医療費を使って、薬を飲む必要であるのでしょうか。薬によって本来持っている代謝力を弱めてしまうほうがよほど健康に害があるのです。

漢方薬では「香蘇散（こうそさん）」が有効です。胃腸虚弱、神経衰弱、風邪の初期に用います。めまいや頭重、耳鳴りにも適しています。胃に優しく気の巡りをよくするので、慢性的に風邪や胃弱に悩まされる方にはぴったりの漢方薬です。漢方薬は、病名に薬を当てはめるのでなく、人間全体を見て、その体質に当てはめ用いるのです。

気の巡りが悪い人は、風邪の時、気分が落ち込んだ時、耳鳴り、不眠にもこの漢方薬がぴったりなのです。

摂るべき食

この後は冬が巡ってきます。冬ごもりのための、効率よくエネルギーを得られる食事が大切です。色では黄色の食材がよいでしょう。かぼちゃや人参を食し、よく噛んで唾液を出します。噛むという行為は、脳に響いてボケを防ぎ、刺激を与えることで体のゆがみを改善しようとします。

人には毒を食べても自然に排泄して体の恒常性を保とうとする機能があります。宇宙がバランスを保とうとするように、人もまた宇宙のように自然の浄化能力をもっています。よく噛むことで、唾液が出て脳が動き、胃腸が動き、あごの骨が動き、骨盤に響き自然のあるべき姿に近づこうとす

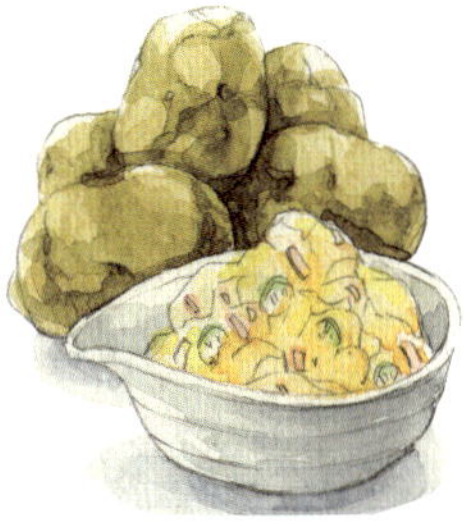

るのです。
　じゃがいもは、甘味で潤いがでます。健胃作用があるので、虚弱を改善します。五行は脾土に属すので体の真ん中から丈夫にしていきます。平性に近いので、毎日食べてもよい食材です。
　さつまいもは、甘味平性、五行は脾土と腎水に属します。補気作用があり滋養、強壮、虚弱体質改善に効果があります。腎水なので、利尿効果もありむくみを治し、美肌効果もあります。気疲れや食欲不振に効きます。甘味が多いので、じゃがいものように主食として毎日摂り入れるべきではありません。
　春菊は、甘味も辛味もあり、涼性なので、肉が入る鍋料理にはぴったりです。五行は脾土に属し健胃、整腸効果があります。痰をとり、イライラを沈めてくれます。血を綺麗にしてくれるので、シミ改善にもおすすめです。気の巡りをよくするので、不眠や寝ていても夢ばかり見てしまう人にも最適です。

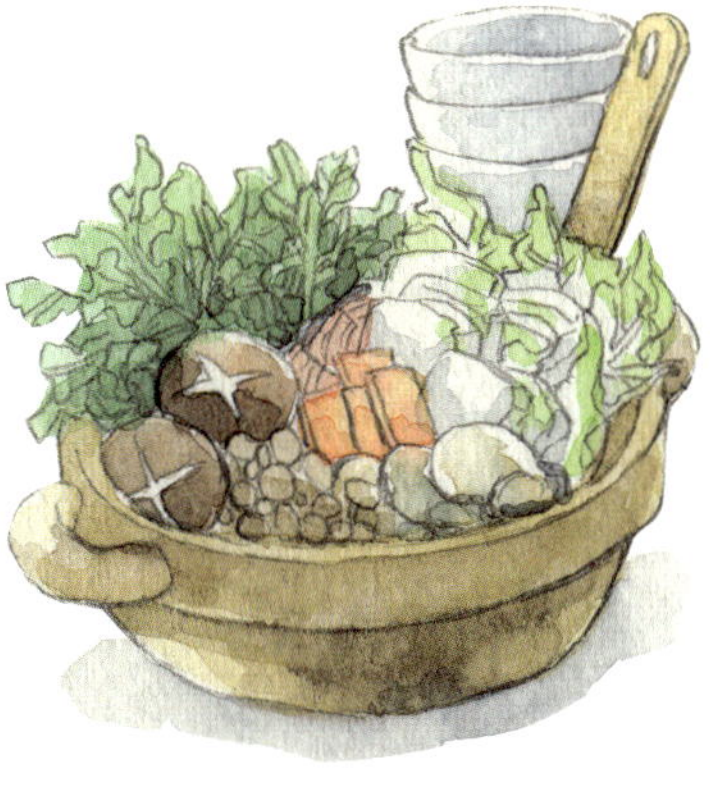

冬

冬は貯蔵の時。種になって
次の生まれ変わりを待ちます。
方向は北、色は黒、ミネラルを含んだ
大海原の海がこの季節を象徴します。
手足首回りを冷やさないように、
臍の真後ろの命門や
足の裏の湧泉を温めます。
黒い食べ物の
黒豆・黒きくらげ・黒ゴマなどや
精力のつくすっぽん・うなぎなどを
根菜と一緒に鍋として
食すと効果的です。

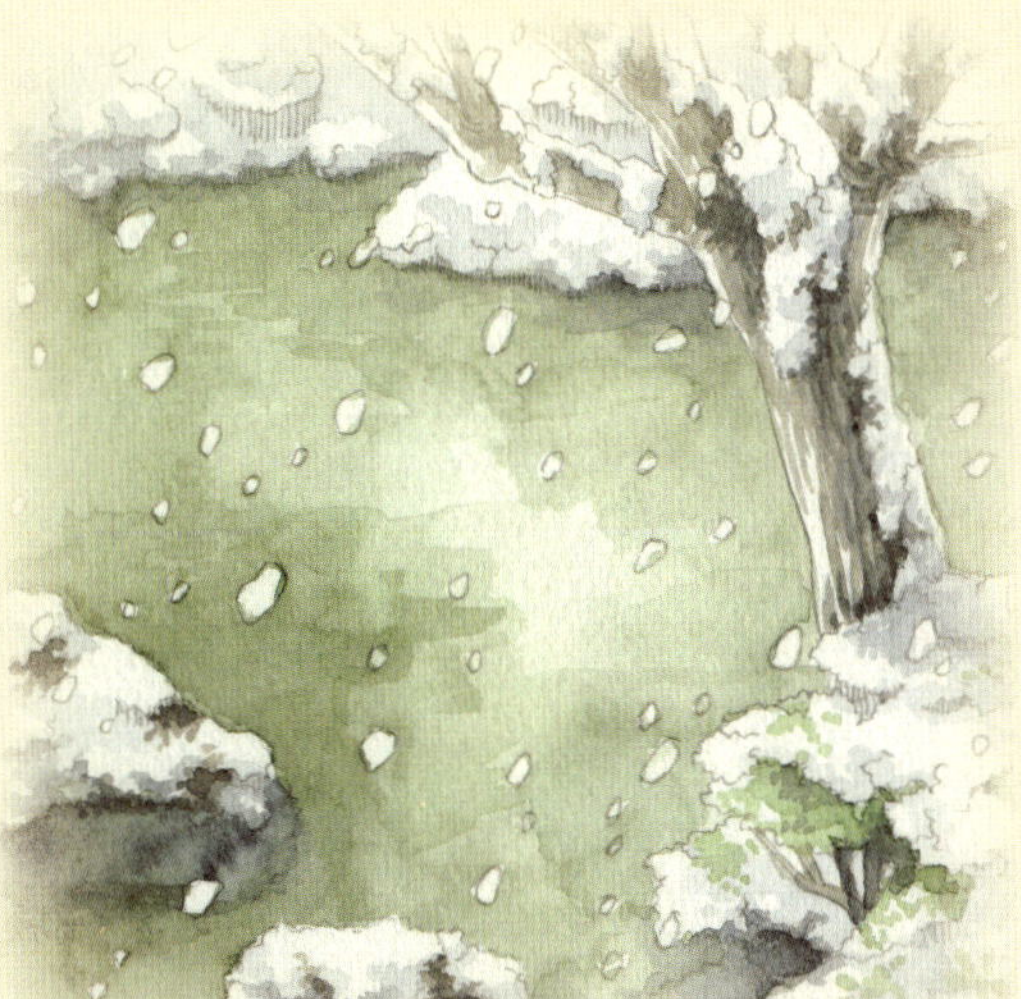

立冬

りっとう

（新暦で11月7日～11月21日頃）

ここから冬の始まりです。冬といっても日本では実りの頃で、秋たけなわです。現代の暦では11月7日頃にあたります。

平地でも紅葉が始まり、好天に恵まれて、澄んだ青空に紅葉が映える頃です。11月15日は七五三の行事があります。

山茶花（さざんか）や水仙の花が開き始める時期です。

出雲大社に全国から神々が集まって来る時期で、神迎え、神在祭、神送りなど多くの行事が行われます。

✤心がけること

秋の次に冬が来るということは、秋が冬を生むとも考えられます。冬に病が出た場合は、秋の養生が足りなかったのです。冬に入ったばかりのこの段階であればまだ間に合いますので、秋の養生をもう一回復習してください。秋の養生を加える事で快適な冬を過ごせるのです。

冬は老化と関係した季節です。老化防止には、まずゆっくり休むことです。疲れをため込まないように昼寝もおすすめです。10分程度の昼寝でも午後の能率向上につながります。積極的に滋養強壮の食材を摂り、ゆっくり寝て体力を温存します。

朝はゆっくり起きて、夜は早寝します。太陽の動きに合わせるのです。冬は早寝遅起きが重要なポイントです。

腎水に属す時期のため、夜間の排尿回数が増えたり、残尿感があったりなど尿の問題が起こりがちです。こういった症状を持つ人はこの時期からの冷え対策が必要です。

寒いと感じていなくとも、立冬から、腹巻きをしたり、スカーフやレッグウォーマーなどで首回りや手首、足首をあたためると、快適な冬が過ごせます。

✤体調管理

この時期には「首」に注意が必要です。首回りは脳に繋がる流れ、手首足首は、漢方でいう経絡の流れの中でも最も大切な十二正経の部位にあたります。全身をめぐる六臓六腑の経脈（気血の流れ）すべてが通るので非常に重要なのです。この部分を温めることで流れがよくなります。手首足首にある経穴（ツボ）に、線香を近づけたりドライヤーで暖める方法もあります。最近は自分でできる簡単なお灸も入手できます。女性に特におすすめのツボは、足のくるぶしから自分の指4本分上にある「三陰交」です。ここを温めたり、指で指圧すると生理痛や更年期障害など血の流れに関係する症状に効果的です。

不妊症で悩む方は、大切な時期です。性機能や生長だけでなく、種になって次の生を待つにはこの季節が重要なのです。男性は動物生薬などの滋養強壮の

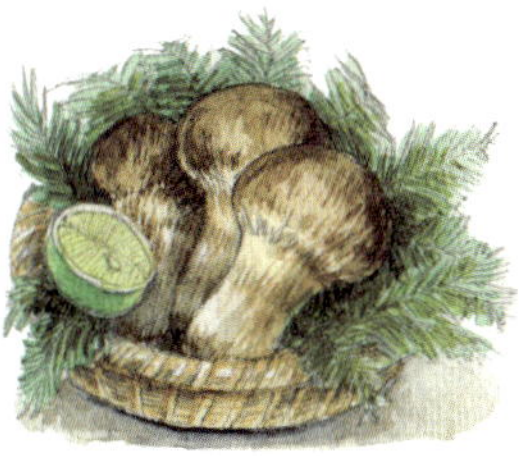

高いものを飲むとよいでしょう。女性はまず子宮を丈夫にするため、土用によい脾土（ひど）の食材のかぼちゃや人参などをしっかり食べ、まず貧血をなくします。そして気血の流れをよくするよう適度な運動をしたり、骨盤の働きを正すためにストレッチをします。さらにすっぽんや、うなぎなどの精力のつく食材を多めに食べます。この改善の順番も大切です。

秋は肺金（はいきん）なので、風邪をひいたり粘膜の弱りが出やすい時でした。この流れを引き継いだままですと、長引く風邪は治りにくく、腎肺の風邪は老衰を招きます。自然の老化による老衰は肺と腎が弱り、死に至るのです。

芽吹きから木は繁茂し、実りの秋の後は種となって生命をいったん止めてしまいます。種はやがて次の花を咲かせますが、人間はここで魂になってしまいます。次の芽吹きを迎えるためには、食事の養生や改善が必要です。

漢方薬では、「釣藤散（ちょうとうさん）」が有効です。高血圧の方におすすめです。冬は血管も固く細くなり血圧が高くなりやすいのです。慢性の頭痛や神経症、めまい、肩こり、よく物忘れをする老人によい処方です。

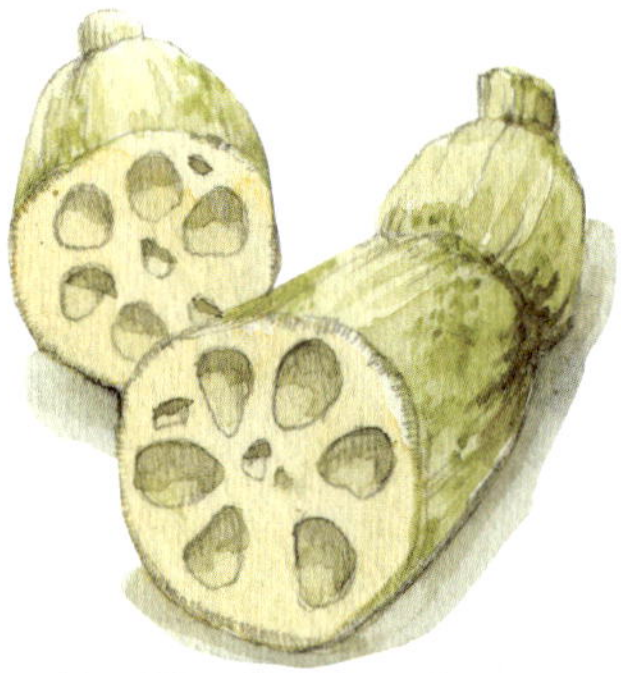

✤摂るべき食

レンコンは、ぜんそくの改善に効果があります。痰を切り炎症を抑えるのには優れていますが、寒性なので冷え性の方にはおすすめできません。しかし現代人は、夜更かしや氷や冷たいものの過食によって、陰虚（芯は冷えているのに外に火照りがあって皮膚炎などになる）の人が多く、この虚熱をとるのにレンコンはむいています。

　老化防止効果もあります。五行は心火（しんか）と脾土に属し、涼血作用があるので、血液の浄化や解毒や利尿、腫物改善をします。秋の養生が悪いと冬になって病気が悪化して、咳からぜんそくに移行しやすいのです。

　ぶどうは、甘く酸味で、この時期の代表的な果物です。みずみずしく肌も潤いを保ちます。平性なので暑がり寒がりのどの体質の人が常食しても健康になります。補血作用があり五行は腎水（じんすい）に属しますから、慢性胃炎や下痢、貧血、流産癖にとてもいいのです。安胎食材でもあるので、妊婦にはぶどうを勧めましょう。

　形も種を実が守るようで、自然界には似類補類（似た形のものを補う作用）があるので、赤ちゃんを守ります。

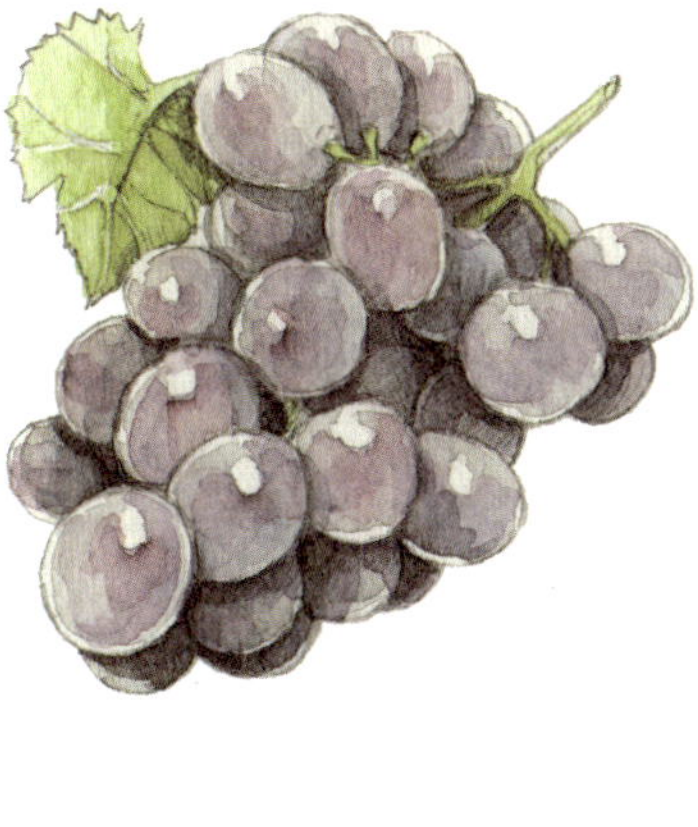

小雪

しょうせつ

（新暦で11月22日～12月6日頃）

遠くの高い山に積もった雪がうっすらと見え、北国で初霜が降りる頃です。

現代の暦では11月22日頃にあたります。しかし日本の平地ではまだ雪が降ることはなく、この名称は、中国華北地方の気候から名付けられたものです。

日本では木枯らしが吹き始めます。寒さの戻りで、小春日和（あたたかな陽ざしに包まれた陽気になる日）には春の花が勘違いして咲き始めることもあります。

✤心がけること

冬は習得本能を満たす時です。知識を得るために、一生懸命勉学に励む、知恵をつけることに向いています。こたつでゆっくり本を読み空想を広げてください。この時期にしっかり勉強しないと、次の芽吹きの季節に花を咲かすことができ

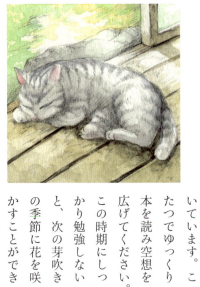

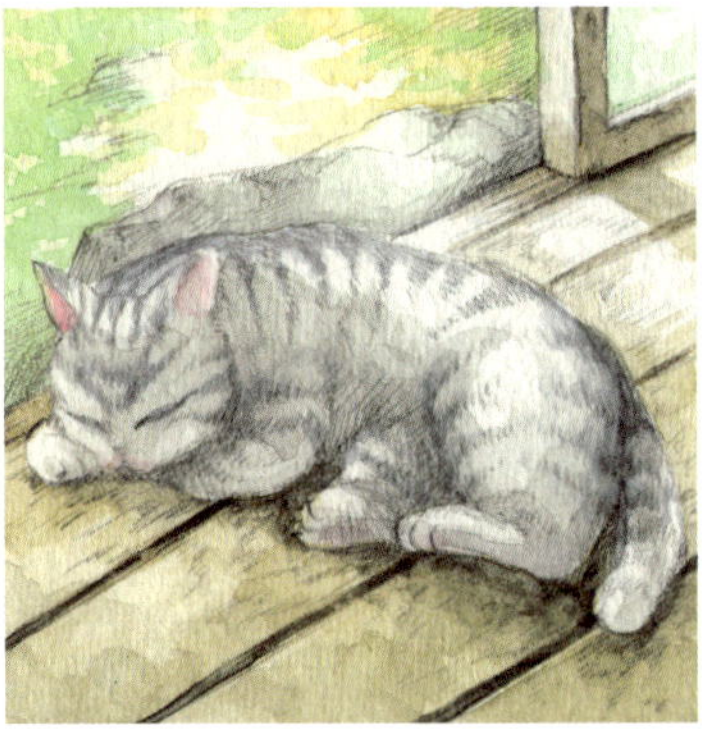

ません。じっくりと自分磨きをするのです。習い事やセミナーなどで、見聞を広めるのもいいですね。

　この時期は骨格を鍛えるべきです。骨を丈夫にするように、食事や運動を適度に行います。骨は冬と関係深いのです。カルシウムとビタミンCを摂るために小魚やひじき、小松菜などバランスのよい食事を心がけましょう。

　またこの時期は日光浴がとても大切です。太陽の有難さを全身で感じてみましょう。黒い服装が光の吸収を促進します。また黒は腎機能を高めます。冬眠の時期に備えエネルギーを温存するためには、すべてのものを内側に溜め込む黒がよいのです。黒はオーラを出しにくくするので、自分を表に出したい時には向きません。冬は自己表現ではなく、エネルギーを溜め込む時なのです。

✤体調管理

　種になった果実は、次の季節まで眠ります。人も老化が進み健忘症がめだってきます。若い人であっても、この季節は物忘れが増えるのです。改善や防止には努力が必要です。メモしたり、声に出して復唱するなど、物忘れしないように意識してください。

　目の確認だけでなく、耳からもう一度脳を刺激することで、確認能力がアップします。

　耳鳴りが気になる季節です。健康食品では「蜂の子」、漢方薬では「耳鳴丸」が有名ですが、冬の腎水強化が改善や予防

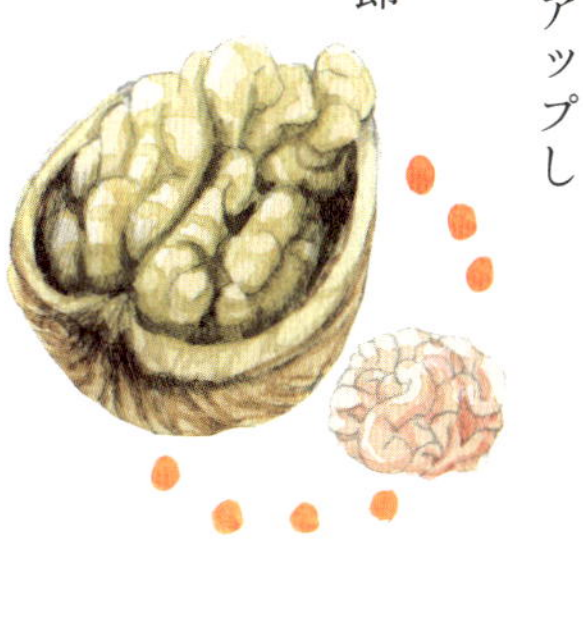

のカギになるのです。精力剤が効果的です。

免疫力をアップさせれば、若返ります。耳にも宇宙全体があるというのが東洋医学の考え方です。耳のつぼをマッサージするつもりで、耳を引っ張って動かしたり、もんだりすると、老化防止に効き目があります。また耳を刺激することで自律神経のバランスがよくなります。

膀胱とも関係深い時期なので、寝汗やむくみが出やすくなります。

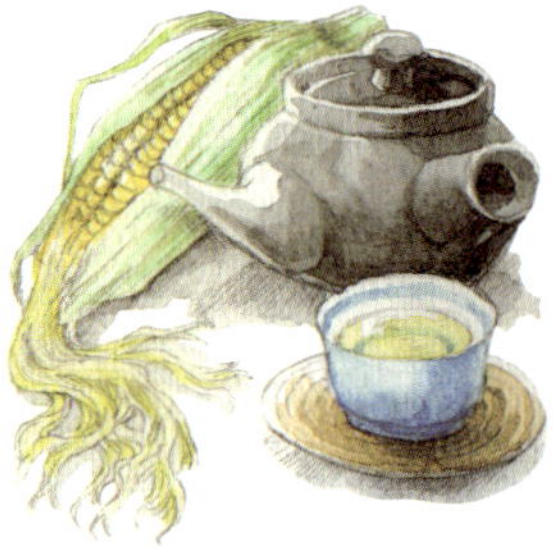

冷やさずに利水作用のあるトウモロコシのひげのお茶などがおすすめです。魚にはむくみをとる効果があります。肉より魚を食するようこころがけましょう。

また腕や足の付け根のマッサージがおすすめです。毎日数回繰り返してリンパの流れをよくしましょう。

漢方薬では、「六味丸（ろくみがん）」が有効です。腎虚の基本処方です。多尿頻尿、口渇、むくみ、かゆみなど加齢による体質改善にも有効です。六個の生薬からなり、三個（地黄（じおう）・山茱萸（さんしゅゆ）・山薬（さんやく））は補う生薬、三個（牡丹皮（ぼたんぴ）・茯苓（ぶくりょう）・沢瀉（たくしゃ））は気血水を瀉して流れをよくする処方構成です。

✤摂るべき食

クルミは栄養価が高く、強壮、体力増強、貧血に効果があります。肺と腎の経絡と関係しているので、呼吸器を強化して便秘を改善します。五行では腎水（じんすい）に属すので、特に腎に効果が高く、滋養、美髪、精力に有効です。ただ熱性が強いので、冷え性にはよいのですが、それ以外の人が食べすぎると、吹き出ものや目やにが出やすく、化膿しやすくなります。

クルミは脳の形に似ています。似類補類（似た形のものを補う作用）からも、脳力アップや老化防止には欠かせない食材です。毎日1〜2個のクルミを食べるとボケ防止になるのでおすすめです。

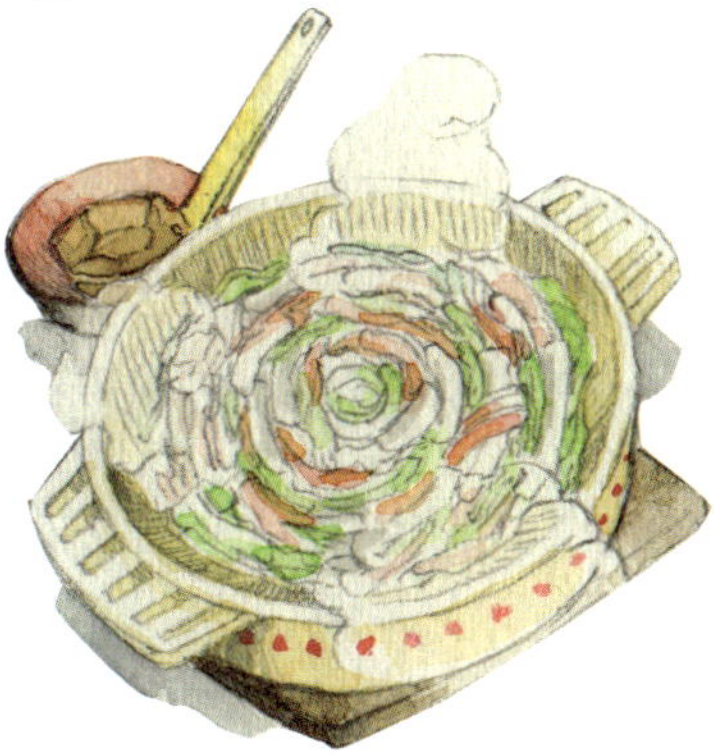

りんごは、酸味で平性なので、万人によい食材で、毎日食べてもよいのです。五行は脾土と肺金に属し、胃腸と呼吸機能の強化をします。収斂作用もあるので、下痢を治します。体に潤いをあたえ、この季節の乾燥を防ぎ、肌をみずみずしく保ちます。

この季節はミネラル豊富な鍋料理がおすすめです。白菜は、鍋には欠かせない食材です。淡泊でありながら甘味があって、子供の好き嫌いの少ない野菜です。五行は脾土に属すので胃腸の調整と消化を促進します。平性なので、暑がり寒がりのどちらの体質でも問題ありません。気を鎮め、うつの改善にも効果的です。一人鍋でも、白菜でうつを防ぎますので、気軽に行ってみてください。

大雪

たいせつ

（新暦で12月7日〜12月21日頃）

大雪が降る季節という名称ですが、中国華北地方の気候から名づけられたもので、現代の暦では12月7日頃にあたります。

日本ではまだ雪が深くなる時期ではなく、太平洋岸ではむしろ晴天が続きますが、冷たい風がきつく感じられる頃です。

新年を迎えるしたくを始める正月の事始めは12月13日。すす払いから大掃除をし、松飾りの松を年男が新年の恵方から取ってきます。

✤心がけること

本格的な抜け毛が始まりやすい時期です。女35歳、男40歳から抜け毛になりやすいと、古典の『黄帝内経素問（こうていだいけいそもん）』には記されています。命絶える時まで髪は生え変わるのですが、腎気の弱りによって髪の本数が減ってくるのです。薄毛の防止にはこの時期の養生が大切です。そのためには

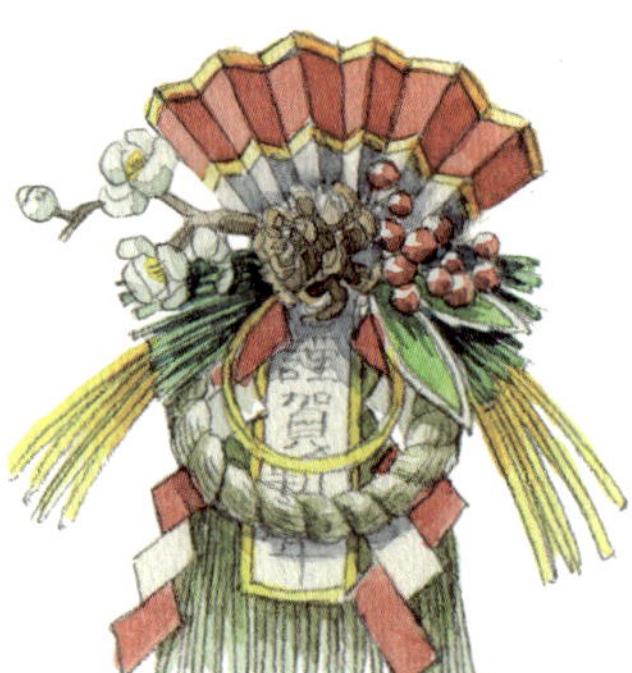

冷えが禁物です。入浴は欠かさないようにしましょう。

それ以外の冷え改善として腰回しも効果的です。骨盤の歪みを治し流れをよくすれば、腎気は高まります。足を肩幅ほど開いて立ち、腰に手を当て、八の字を書くように腰を滑らかに回します。骨盤は満月の時に最もゆるみやすいと言われていますので、この期を逃さないようにしましょう。普段から血行をよくすることで、アンチエイジングにつながるのです。

また足腰が弱くなってくる季節です。年末の大掃除が追い打ちをかけて、さらに体がだるくなります。だるさというのは冷えと水毒が関係してきます。入浴して温まり、体内毒素を排出するとよいでしょう。腰湯や足湯も疲れを取って、活性化に役立ちます。最近は足湯ができる場所も多くなりました。足は体の末端なので血液など栄養や酸素が行き渡りにくく、ここを改善すると体が復活するのです。

自宅で腰湯をやる場合は、ぬるめの湯に胃より下だけ30分から60分つかります。肩が冷える場合は、タオルをかけておくとよいでしょう。読書をしたり、音楽を聴いたり、香りを楽しむのもリラックスできます。気は何事にも大切です。温まるのもデトックスにも気の巡りが必要です。リラックスしていると巡りがよくなるのです。

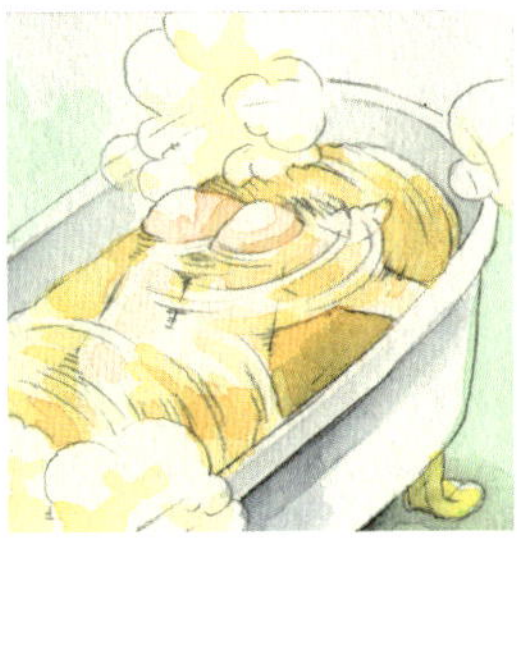

✤体調管理

空気も徐々に乾燥し始め、より重い風邪をひきやすい時期に入ります。風邪のウイルスはまず皮膚の表面から入って粘膜を冒します。この段階でウイルスに勝つためには、免疫力を高めておくことが大切です。冬が訪れる前に肺を丈夫にすれば、皮膚粘膜は抵抗力をつけられます。また胃腸が元気なら粘膜や肌肉そのものが元気になります。菌は粘膜から入るので、うがいや手洗いは欠かせません。ただしここでも、うがい液や手洗い洗剤の使い過ぎは自然の浄化作用の妨げになるばかりでなく、抵抗力をなくしてしまう場合も多いので適量をおすすめします。

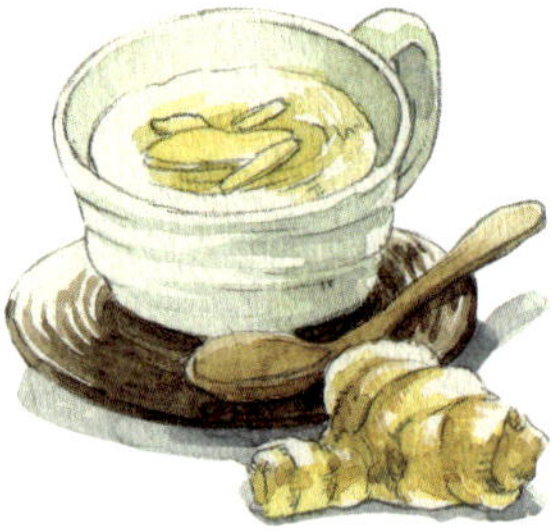

大雪は、母性愛が発揮される時期です。風邪をひいた時に母親が作ってくれた、くず湯や卵酒やおかゆなどの思い出を持つ人も多いでしょう。これらは体を温め外に邪を追い出す効果があります。風邪をひいていなくとも、この時期の生姜入り・柚子入りくず湯は、滋養強壮にも効き目があります。とろっとした粘度のある飲み物は、潤性があり体温を保ちやすいのです。

漢方薬では「杞菊地黄丸（こぎくじおうがん）」が有効です。肝腎陰虚の薬で、極端な冷え性でなければ現代人の多くの方におすすめです。夜更かしや体のほてり、疲れ目やかすみ目、老化防止に最適です。白内障は40歳過ぎれば誰でも少しずつ進行しているのですが、その予防にもよいのです。ストレスにもおすすめで、抜け毛改善にも効きます。

✤摂るべき食

牡蠣（かき）は、海のミルクと呼ばれ、亜鉛も多く栄養満点です、五行は腎水（じんすい）に属し、精力をつけ、不眠を治し、解毒や神経強化にも効果的です。精力剤としても効果が期待できます。亜鉛含有量が多いので、味覚障害改善に用いられることもあります。食生活が偏りがちでストレスが多く亜鉛不足になりがちな現代人には必要な食材です。

生牡蠣もよいですし、加熱して鍋の具材とすれば野菜もたくさん摂れるのでさらにおすすめです。

ねぎは、この季節には特に美味しい食材です。辛味があり温まり気管支にも効きます。五行は肝木（かんもく）・肺金（はいきん）に属します。気分を発散させる効果があり、うつの改善やストレス改善にも効きます。視力と聴力の強化、慢性便秘にもよく、気の流れだけでなく、血の流れもよくします。

寒ぶりも脂がのって美味しい季節です。五行は脾土（ひど）に属します。魚は目玉の周りのＤＨＡや青魚のＥＰＡ、最近では赤い魚、鮭のアスタキサンチンなどが健康食として注目されています。日本は海に囲まれた国で、魚は大切な栄養源です。肉に比べて熱性でなく平性に近く、潤性がないので魚だけを食べてもむくまず、炎症も起きません。魚を中心に摂る和食は、健康にも非常によいのです。

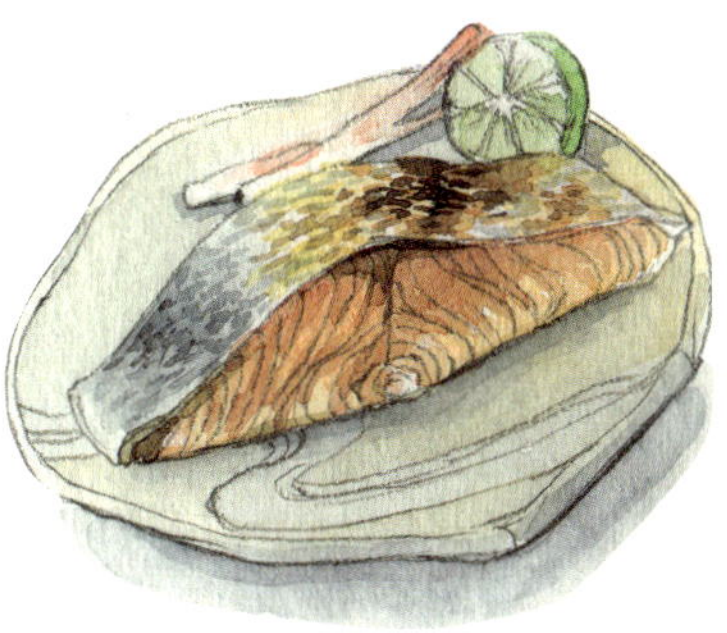

冬至

とうじ

（新暦で12月22日～1月4日頃）

太陽の黄経が270度となり、北半球では昼が最も短く、夜は最も長くなります。現代の暦では12月22日頃にあたります。

冬至と湯治のごろ合わせもかねて柚子湯が親しまれます。これから日が伸びていく1年の始まりに、柚子の香りや薬効で体を清める禊の意味も兼ねています。大晦日には細く長く暮らせるよう蕎麦を食べ、一年のけがれを取り除く除夜の鐘を鳴らします。

旧暦では1月1日が新月で大正月、1月15日が満月で小正月として祝いました。

✤心がけること

年が変わったことで心機一転、新しい物事に挑戦してみましょう。冬は勉学に向いています。こたつでの読書で伝統文化を学ぶのもいいですし、セミナーや講演などで見聞を広めたり、習い事を始めるのもおすすめです。冬至から徐々に日は長くなり夏至に向かっていきます。すべてのものが動き始め、気

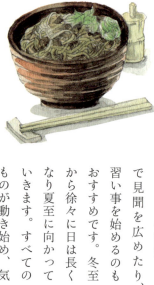

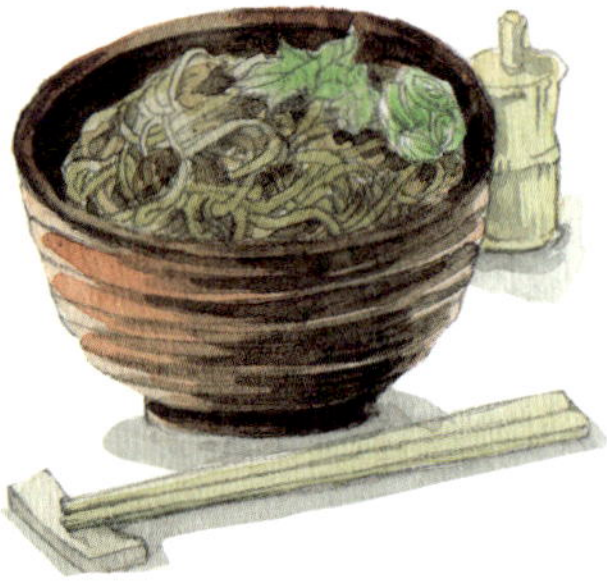

血も巡り始めます。心も動きだせるように、準備を始めましょう。

またこの時期は、恐れの感情が強く現れます。この季節は夜に寝付けない人や、過去のトラウマや嫌な思い出にうなされる人が多くでてくるでしょう。恐れは自然の畏敬の念に切り替え感謝の気持ちを形に表しましょう。

年末年始に神社仏閣にお参りに行ったり、先祖の供養をします。正月は騒ぐお祭りではなく、厳かに恐れにひれ伏すお祭りです。今年もさらによい年にしようと、謙虚に祈願します。

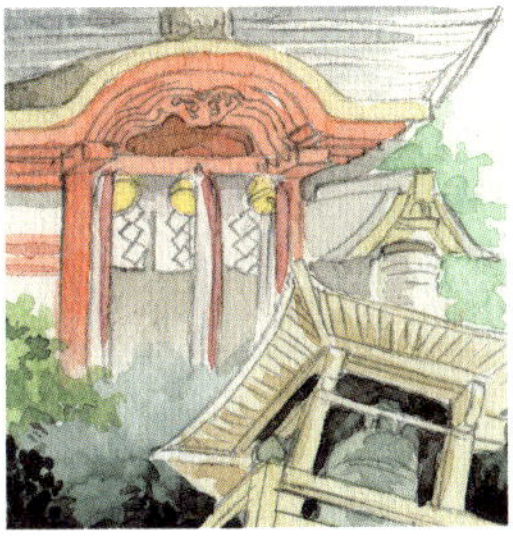

「恐れ」は誰もが根底に抱いているものです。幼少期に恐れを感じた瞬間を思い出してみましょう。その場面をリアルにその音や匂いまでしっかりと再現し、充分に味わってみるのです。そしてそれは過去のすでに完了している思い出なんだと自分に教え諭してください。「恐れなくていいんだよ、もう終わったことなんだよ」と、充分に感じきったら胸に手をあてて「ありがとう」と感謝を述べて終了します。涙が出るのはよい傾向です。少しずつ思い込みや信じ込みから解放されて、ストレスフリーになっていくのです。

✤体調管理

この時期は基礎代謝が最も低下して体温も下がります。死体に近づいている時期ですから体調管理はことのほか大変です。まずは冷え改善。厚着をして熱を逃がさないようにしましょう。背中側にある「命門（めいもん）」というへその真後ろのツボを温めます。このツボは風邪で悪寒がある時にも効果的です。鼻水や声かれ、生理痛、冷えによる頭痛や肩こりなどにも効くので使い捨てカイロを貼り付けるなどして養生しましょう。もともと冷え性の人は冬の間、ずっとこれを続けてみましょう。冷えの自覚のない人も「命門」を温めてみて体調がよいのなら冷えがあったのです。

白髪が目立ってくる頃です。古典の『黄帝内経素問』では女42歳、男48歳から髪が白くなるとされます。これより早く白髪になった人は年齢より早く老化が始まっています。

抜け毛の場合は皮膚の表皮や真皮近くを健やかに保つことが大切ですが、白髪の場合は毛根部のメラノサイトを正常に働かせるために、頭皮のマッサージで血行をよくすることが必須です。さらに体質にあった栄養バランスが大切です。横軸に暑がりが「熱」、寒がりが「寒」、縦軸に肩こりやむくみなど溜め込みやすい体質が「実」、下痢や疲れなど流れやすい体質が「虚」として、この縦横軸で4分割された体質のどれに自分は当てはまるか調べてみてください。そして「寒実」は春、「熱実」は夏、「熱虚」は秋、「寒虚」は冬の養生法で改善します。

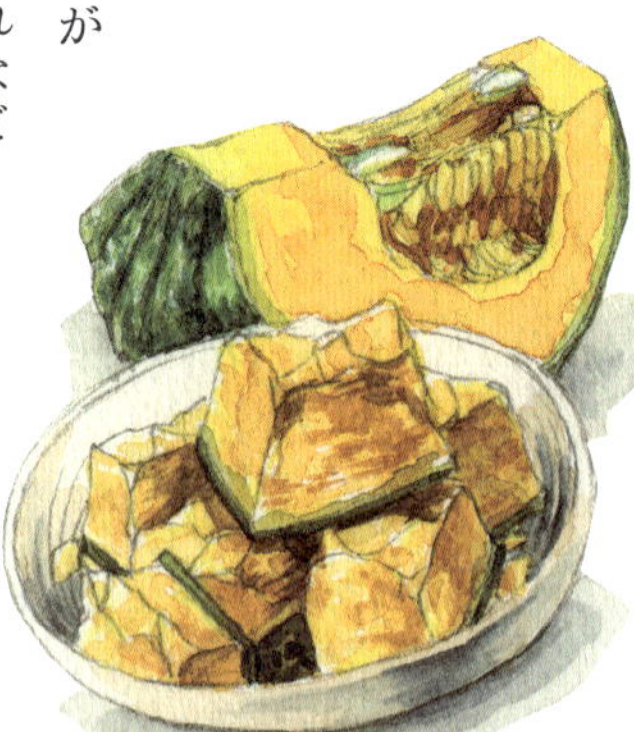

漢方薬では「牛車腎気丸（ごしゃじんきがん）」が有効です。疲れやすく尿量が減少した老人によく出される処方です。六味丸に体を温める附子（ぶし）などを加えた八味丸

に、さらに水はけをよくする生薬が加わっています。

✤摂るべき食

かぼちゃは、甘味温性で、補気作用があり五行は脾土（ひど）に属すので、気力の強化、糖尿病改善、消化機能の増強などに効果があります。丸ごとなら涼しい室内で1～2ヵ月保存しても栄養価が落ちないため冬至の野菜不足を助けビタミン、ミネラル補給に欠かせない食材です。収穫時期からみると夏野菜ですが、この時期に最適の食材なのです。

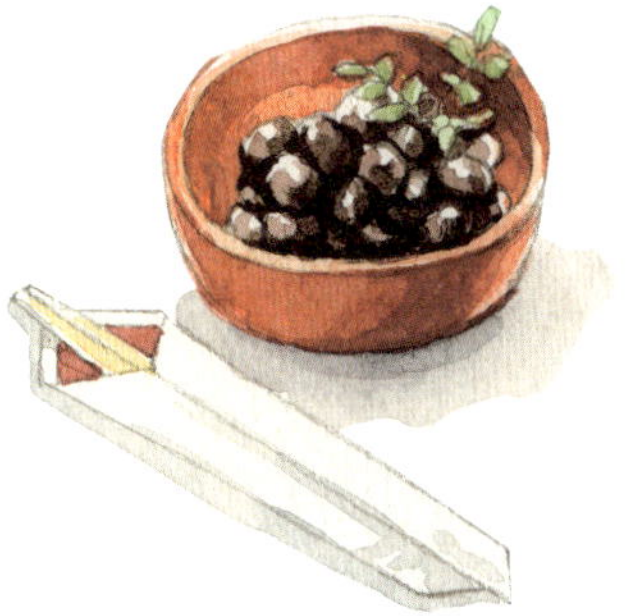

わかめは、五行は腎水（じんすい）で精力や成長を促します。寒性なので除熱、むくみをとり、解毒、消炎作用があります。冷えるので温かいスープがおすすめです。形からも長く長寿を願う意味があります。韓国では産後の回復や乳の出にもよいと言われ、母への感謝と家族の絆の確認のために誕生日には欠かせない食材のようです。酢の物、味噌汁、鍋物などでミネラル摂取に効果的です。髪にも形が似ていることから、養毛作用も期待できます。

黒豆は、五行は腎水に属すので、精をつけ元気にしてくれます。正月料理には欠かせないものですが平性で利水作用、造血作用もある健康食です。イソフラボンも多く若返りにもよいですが、便秘になりやすいので、食べ過ぎには注意が必要です。砂糖ではなく、蜂蜜を使うと蜂蜜の瀉性から便通にも問題が起きにくいでしょう。

小寒

しょうかん

（新暦で1月5日〜1月19日頃）

冬至を過ぎて寒さが次第に厳しくなる頃で、小寒の節に入ることを「寒の入り」といい立春までの1ヵ月が寒の内です。現代の暦では1月5日頃にあたります。1月7日に春の七草、せり・なずな・ごぎょう（ははこぐさ）・はこべら（はこべ）・ほとけのざ（こおにたびらこ）・すずな（蕪）・すずしろ（大根）を入れた粥をいただきます。松飾りをつけておく期間を松の内といい、関東では1月7日まで、関西では15日までです。旧暦15日は満月、小正月といい、小豆粥を食べ、女性が正月の支度からやっと一息つける頃で、女正月とも呼ばれます。

✤心がけること

新しい年はどんどん過ぎていきます。三日坊主にならないよう、厳粛な気持ちで迎えた新年の心意気を貫いてください。気の充実が必要です。ミカンの皮や柚子などの炒め物や香りづけなどは気の巡りをよくします。ねぎやしそなども効果があります。

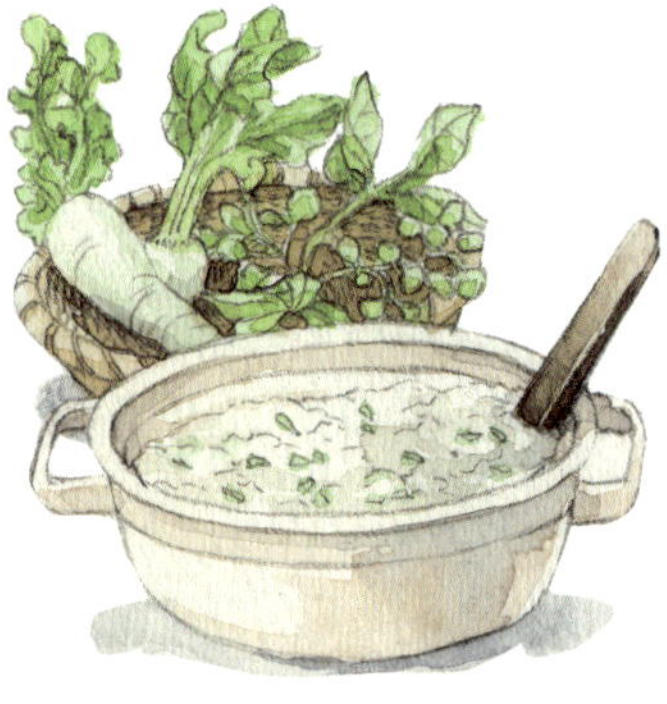

深呼吸してき

れいな空気を肺の隅々まで吸い込みましょう。横隔膜を充分に動かすことで、内臓の働きもよくなり気の生成もスムーズになります。

正月明けで、仕事が始まってもお屠蘇気分が抜けきれません。屠蘇は正月にお酒に屠蘇散をつけて、その酒を年少者から順番に飲むしきたりですが、屠蘇散は漢方処方になっていて、邪気を屠り、心身を蘇らせる効果を含んでいます。

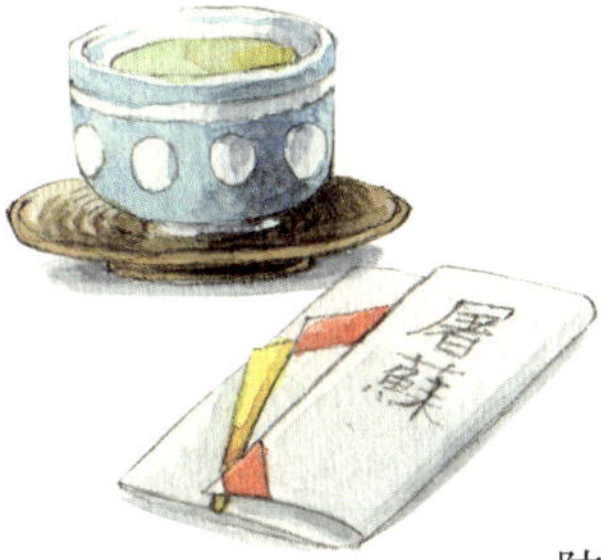

屠蘇散には、オケラの根（白朮）・山椒の実・防風・桔梗・桂皮・ミカンの皮などが含まれ、初期の風邪や風邪予防、胃腸の働きを助けたり、体を温める効能があります。

屠蘇散のティーバッグの残りがまだあれば、酒ではなく、お湯でほんの少し煎じて飲むだけで初期の風邪なら治ります。

✤体調管理

本格的な寒さを迎えながらも、土用に入っていきます。腎の冷えに加えて脾の冷え、肉自体が冷えきってしまうのです。特に冬の後の土用の冷えは、顔や体のしわになりやすいので、早めの予防が必要です。

へその真後ろの「命門」、肩甲骨の真ん中上の「風門」、足裏真ん中上の「湧泉」といったツボを使い捨てカイロなどで温めましょう。ゆったり首まで入浴して、これらのツボをマッサージしてもよいでしょう。

この中でも足裏の「湧泉」のマッサージは、体の疲労回復、冷え改善にとても効果があるのでぜひ行ってください。

かかとが乾燥してひび割れする人がいますが、ひどくならないうちにケアしましょう。女子力低下だけでなく、スピリチュアル的にもマイナスになります。

漢方薬では「真武湯」が有効です。めまいや冷え性、胃腸虚弱、新陳代謝の沈衰に効果があります。茯苓や白朮で健脾と利水をし、大辛大熱の附子で胃腸を温め寒邪をとります。

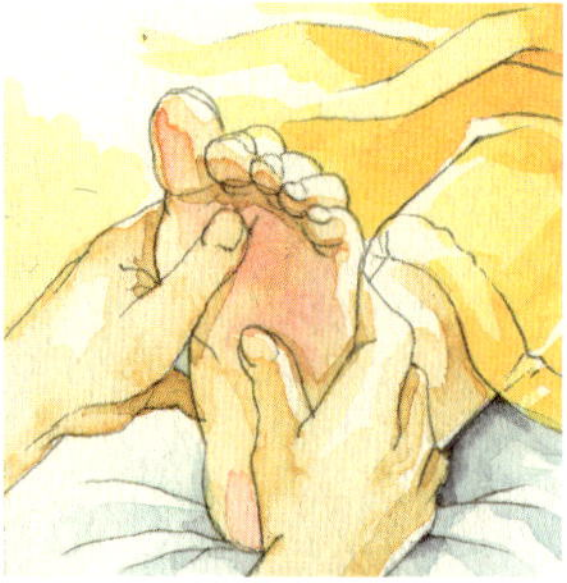

附子は体を温めますが、その分効き過ぎて副作用を生じることがあるので、注意が必要です。

✤摂るべき食

豚肉は温性で、肉の中でも五行は腎水に属すので冬に効果的な食材です。

ビタミンB群も多く含み、皮膚粘膜強化の他に滋養強壮、免疫力アップになります。豚肉と野菜たっぷり鍋でビタミンやミネラルを補給し、生命力の根源の腎強化をしましょう。腎強化は精力、成長、老化防止に役立ちます。

春菊は、甘味と辛味で涼性なので、肉料理に加えて肉の熱性を抑える食材として欠かせないものです。

五行は脾土に属すので胃腸を整え、ストレスを解消します。腫物や痰を切るので、風邪ぎみの人に効き目があります。さらに、気の巡りをよくし不眠にも効果があります。

カロチンや鉄分が豊富なので貧血ぎみの女性におすすめです。

シナモンは、漢方では桂皮といい大熱性なので体をとても熱くします。補う作用があり心と体を元気にしてくれます。

五行は腎水・心火（しんか）に属し、滋養強壮、手足の冷えや痛みや腰やひざの痛みを改善し、食欲を高め、尿の出をよくして心臓を丈夫にします。香りを楽しんだり、ケーキにふりかけたり、かきまぜ用のスティックとして使うことで、冷え改善に効果があります。

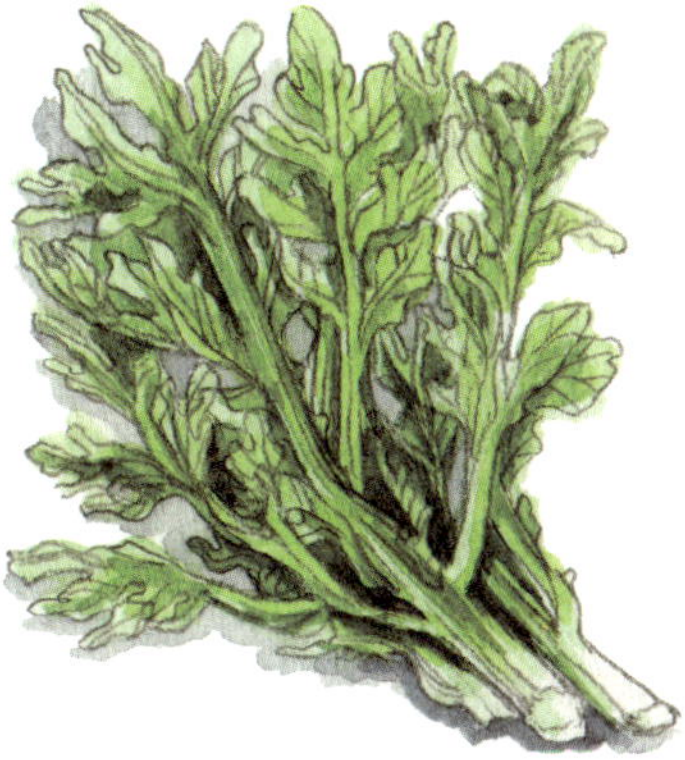

大寒

だいかん

（新暦で1月20日〜2月3日頃）

旧暦の最後を飾る、その名のとおり一年で最も寒い時期です。現代の暦では1月20日頃にあたります。20日は二十日正月とされ、正月のごちそうや餅をこの日に食べつくします。24日はお地蔵様の縁日、初地蔵と呼ばれ参拝で賑わいます。31日は晦日正月、晦日宵、晦日節とも呼ばれます。立春、立夏、立秋、立冬の前日を節分と言いますが、特に春の節分に重きがおかれ、季節の変わり目に現れる悪鬼を祓うために豆をまきます。豆が魔滅の音に通じることから用いられるようになったと言われています。節分の夜には、その年の縁起のいい方角に向かって、「恵方巻」をまるかじりします。

✤心がけること

寒さのあまり行動力が衰えがちな毎日から一歩前に踏み出してみましょう。これからの未来をイメージしてみるのです。やってくる春に備え、心身の準備が必要です。

この寒い時期、太陽のエネルギーを採り入れるのは大事なことです。積極的に陽にあたるよ

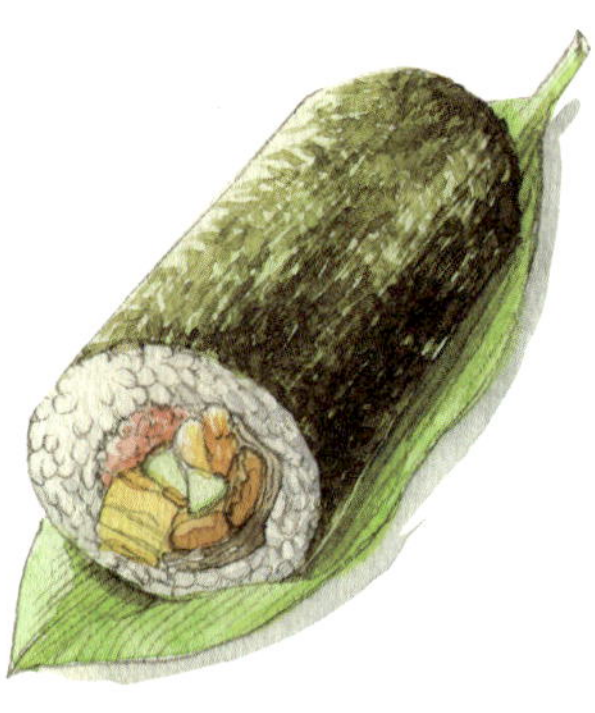

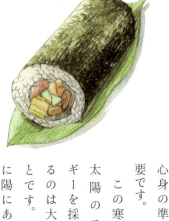

うにしましょう。午後のひととき、陽の当たる窓際で昼寝をしてから仕事にはいると効率よくはかどります。

足腰だけでも陽にあたって太陽の恵みを受ければ、夜はぐっすり質のよい眠りにつくことができます。太陽の陽ざしは交感神経を働かせます。その分夜には副交感神経が働いてリラックスできるので、深く心地良い睡眠につながるのです。

この時期には体を温めるためにエネルギーを消費してしまうので、栄養を蓄積する必要があります。

しっかり栄養を摂って美しい体を作りましょう。貧弱な肉体からは魅力は生まれません。魅力は人脈を作ります。この時期に春からのスタート位置が決定するので人脈を活かしよいポジションを獲得するのです。

黒いくすんだ顔色では人が寄ってきません。今のうちにピンク色の肌や歯茎を目指します。歯茎は体内状態すべてが現れる場所ですので、自分の健康状態を確認する指標になります。リンパの流れをよくするように、脇と足の付け根を手でマッサージしてみましょう。

時間や方法などの詳細にはこだわらずに、まずは流れを整えようと思うことが大事です。

✤体調管理

冬の土用は、冷えて胃腸虚弱になりやすいので、改善に時間がかかります。

色白で柳腰、痩せ型の虚寒タイプの人が

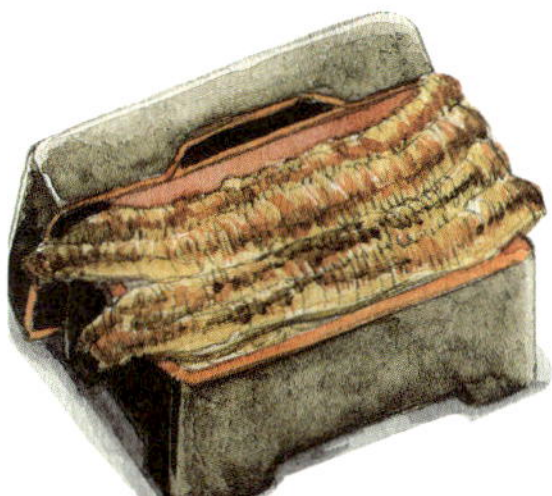

なりやすく、治りにくいのです。ただしこのタイプの人は下痢がちのため、大病も留まらずに流れて長生きしやすいという面もあります。

体質改善には食事を1日4~5食に分け、栄養バランスのよい食事を少量ずつ摂ります。間食も菓子ではなく、おにぎりなど軽い食事を摂るようにしましょう。とにかく体を冷やすのは禁物です。

水太りもしやすい時期です。改善法は、温めてむくみを取っていくことです。温かい滋養強壮の食材を摂り、気力も高めます。

春の花粉症の原因は冬の不養生です。今のうちに冬野菜をたくさん食べ、うなぎや豚肉、すっぽん、高麗人参、地黄の入った漢方薬や、免疫力がアップするサプリなどを意識して摂るようにしましょう。

春の芽吹きに備えて種を撒くべき時です。冬眠から元気に目覚められるように、まだ早寝遅起きの生活を続けながら、心のウォームアップを始めるのです。

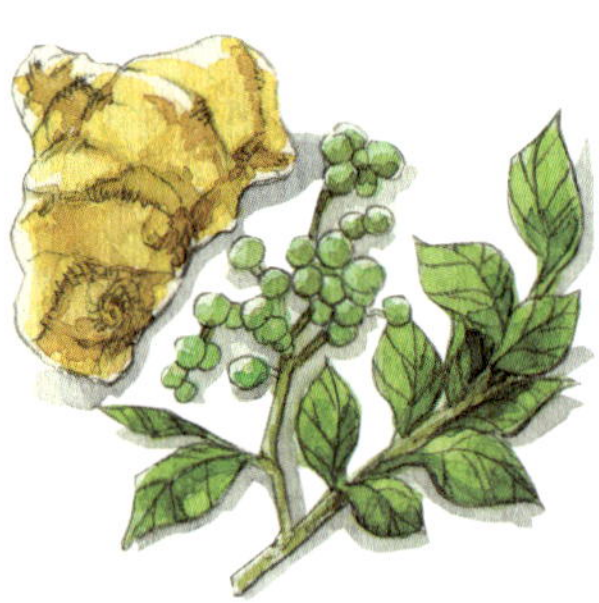

漢方薬では「大建中湯（だいけんちゅうとう）」が有効です。腹痛全般に効果があります。冷たいビールを飲んで、お腹が冷えてしまったと感じた時などに1~2包飲めば完治します。お腹を切る手術の後にも効用があります。腸の癒着を防ぐために長期に服用し続けるのも有効です。

✤摂るべき食

里芋は、辛味で、気分を明るくして、うつを改善します。体の滞りを治すので、肩こりや腫物にも効果的です。平性なので、冷え性や暑がりの人が毎日食してもよく、五行は脾土（ひど）に属すので胃腸を丈夫にします。消化や便通も快適にしてくれます。

山芋は、薬膳料理に最もふさわしい食材です。甘味で平性、五行は脾土・肺金（はいきん）に属し、体力をつけ、滋養強壮の効果が絶大です。ガン末期の患者にも効果があったとされます。加齢による老化は肺から腎にきますが、山芋は肺金なのでアンチエイジングの効果があります。

他の薬の効き目を増幅させる作用もあるので、ほかの抗ガン作用の処方に混ぜたり、精力剤の中に加えると効果的です。下半身の精力のほかにも髪の毛などにも効果が期待できます。

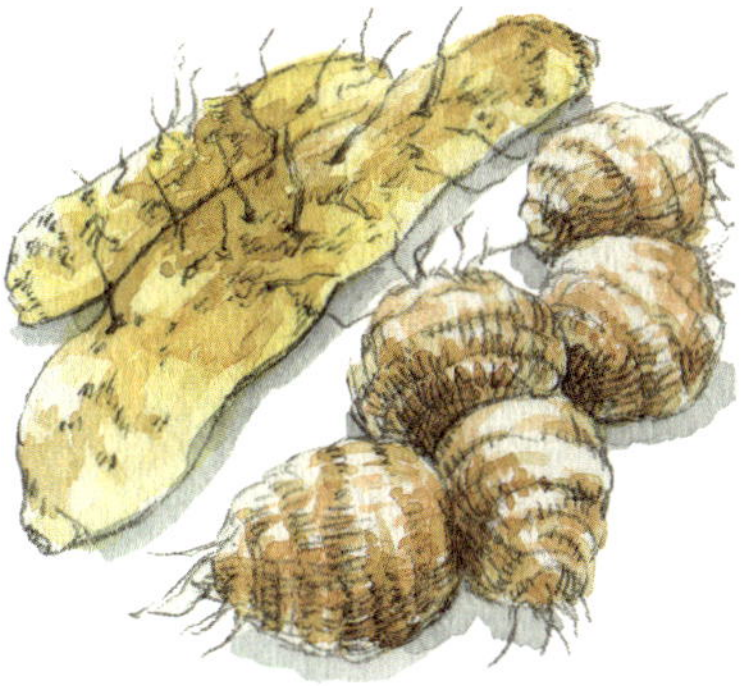

【参考文献】

『年をとるほど健康になる人、なれない人』（自由国民社）村上百代
『中国医学食物事典』（中国医学国際交流協会）張明澄
『食べる健康法』（久保書店）張明澄
『薬膳料理教室』（JDC）張明澄・萩原俊雄
『真の健康美容は食習慣から』（文芸社）萩原俊雄
『漢方基礎理論』（エンタプライズ）織田啓成
『薬膳の基礎知識』（環境出版社）中村信也
『日本の七十二候を楽しむ』（東邦出版）白井明大
『朱学院・算命学』（朱学院出版部）佐藤宗颯
『鳩居堂の日本のしきたり豆知識』（マガジンハウス）鳩居堂
『面白くてためになる日本のしきたり』（PHP）永田美穂
『日本の伝統文化・芸能事典』（汐文社）日本文化いろは事典プロジェクトスタッフ
『東洋医学基本としくみ』（西東社）仙頭正四郎
『幸運を招く陰陽五行』（日本実業出版社）稲田義行
『ぴんしゃんウォーキング』（中央法規）デューク更家
『日本の暦』（新人物往来社）歴史読本編集部
『まるわかり江戸の医学』（KK ベストセラーズ）酒井シヅ
『すぐやる、すぐやめる、技術』（こう書房）平本あきお
『病は気から』（株式会社平河工業社）小南奈美子
『すらすら読める養生訓』（講談社）立川昭二

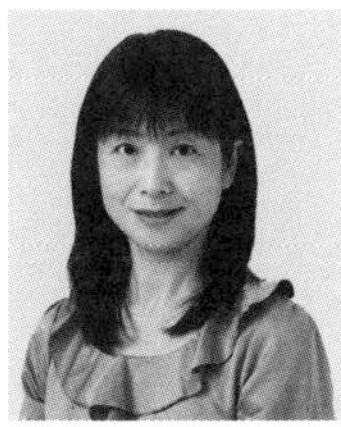

【著者略歴】

村上百代　むらかみ・ももよ

漢方薬・生薬認定薬剤師

1958年長野県松本生まれ。1981年、北里大学薬学部薬学科を卒業。製薬会社で薬の研究に携わるが新薬の限界を感じ2年後に退社。「女性と漢方・髪と肌の健康美容」をテーマにしている株式会社自然美に入社。以降東洋医学と漢方について探求を進め、テレビ・雑誌等メディアへの出演多数。現在は処方箋調剤薬局で和の養生法を指導したり、講習会を行っている。
著書に『年をとるほどに健康になる人、なれない人』（自由国民社)、共著に『髪と肌の健康美をつくる薬膳料理教室』（JDC)、『真の健康美容は食習慣から』（文芸社）などがある。

企画・編集　町山和代
装丁・デザイン　MARTY inc.
イラスト　林タロウ
制作協力　有限会社 Imagination Creative
校正　LAPIN - INC

Kaede

二十四節気に合わせ
心と体を美しく整える

医者にも薬にも頼らない和の暮らし

2015年2月26日　第1刷発行

著者　村上　百代

発行者　岡田　剛

発行　株式会社 楓書店
〒107-0061　東京都港区北青山1-4-5 5F
TEL 03-5860-4328
http://www.kaedeshoten.com

発売　株式会社 ダイヤモンド社
〒150-8409　東京都渋谷区神宮前6-12-17
TEL 03-5778-7240（販売）
http://www.diamond.co.jp/

印刷・製本　株式会社シナノ

ISBN978-4-478-06484-9
落丁・乱丁本は送料小社負担にてお取替えいたします。
但し、古書店で購入されたものについてはお取替えできません。

Printed in Japan